健康ライブラリー　イラスト版

帯状疱疹の痛みをとる本

まりこの皮フ科院長 本田まりこ 監修

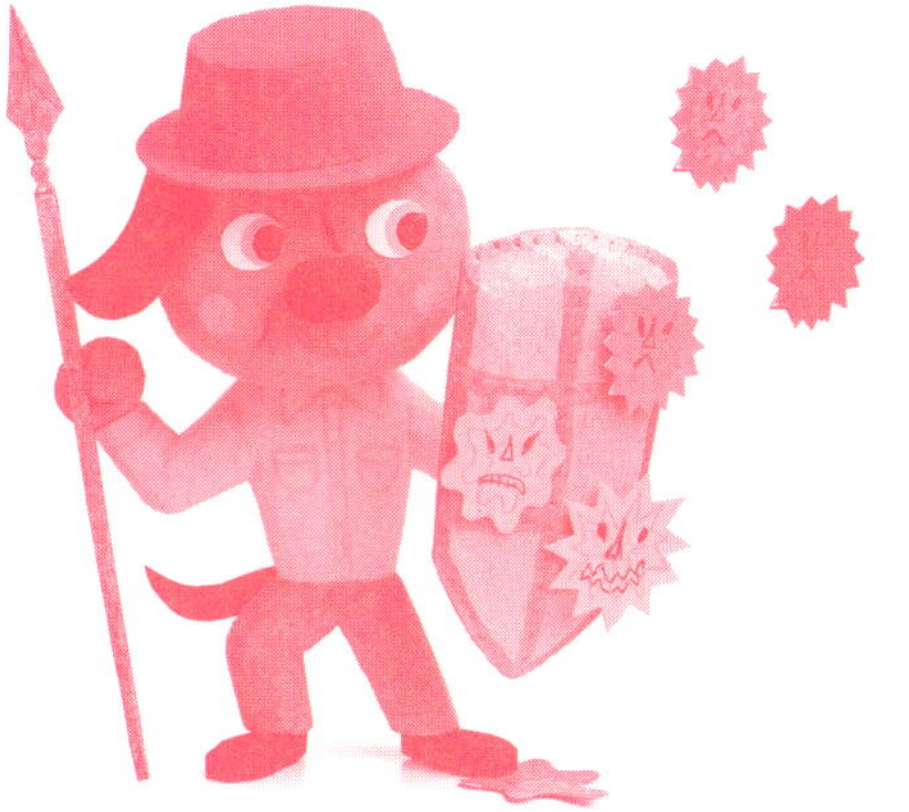

講談社

まえがき

帯状疱疹はその名前のとおり、帯のように疱疹が広がる病気です。疱疹とは、水ぶくれや湿疹などの皮膚症状のこと。帯状疱疹にかかると、最初は赤いブツブツとした湿疹が現れ、その後、水ぶくれができてきます。それらの疱疹の前後に痛みがあるのが、帯状疱疹の特徴です。

湿疹や水ぶくれは、治療をすれば一〇日程度、自然治癒でも二〇日程度で治ります。しかし、痛みはそのあとにも続く場合があります。帯状疱疹にかかったときには皮膚の治療も大事ですが、それと同時に痛みへの対応も重要です。なかには、皮膚の症状が治っても痛みが残ってしまう場合があり、そのような後遺症のことを帯状疱疹後神経痛といいます。

帯状疱疹をすっきりと治し、後遺症が残らないようにするためには、できるかぎり早く医療機関を受診し、適切な薬物療法を受けることが大切です。

そこで本書では、帯状疱疹にかかったときの症状の見分け方を解説しています。本書の内容に当てはまる人は、すぐにでも、皮膚科など帯状疱疹の治療をおこなっている医療機関を受診してください。

また、帯状疱疹と診断されたあとの治療の流れや治療法の種類、帯状疱疹後神経痛が残った場合の治療も、あわせて紹介しています。帯状疱疹の痛みや帯状疱疹後神経痛は、適切な治療を受ければやわらぎます。治療にはさまざまな薬を使いますが、本書では薬物療法の全体像と個別の作用を、それぞれ解説しました。

いま帯状疱疹にかかっている人にも、帯状疱疹後神経痛に悩んでいる人にも、治療のマニュアルとして役立ててもらえる内容になっています。生活上の注意点も、まとめてあります。ぜひ参考にしてください。本書が治療の一助になることを心から願っています。

まりこの皮フ科院長
本田 まりこ

帯状疱疹の痛みをとる本

もくじ

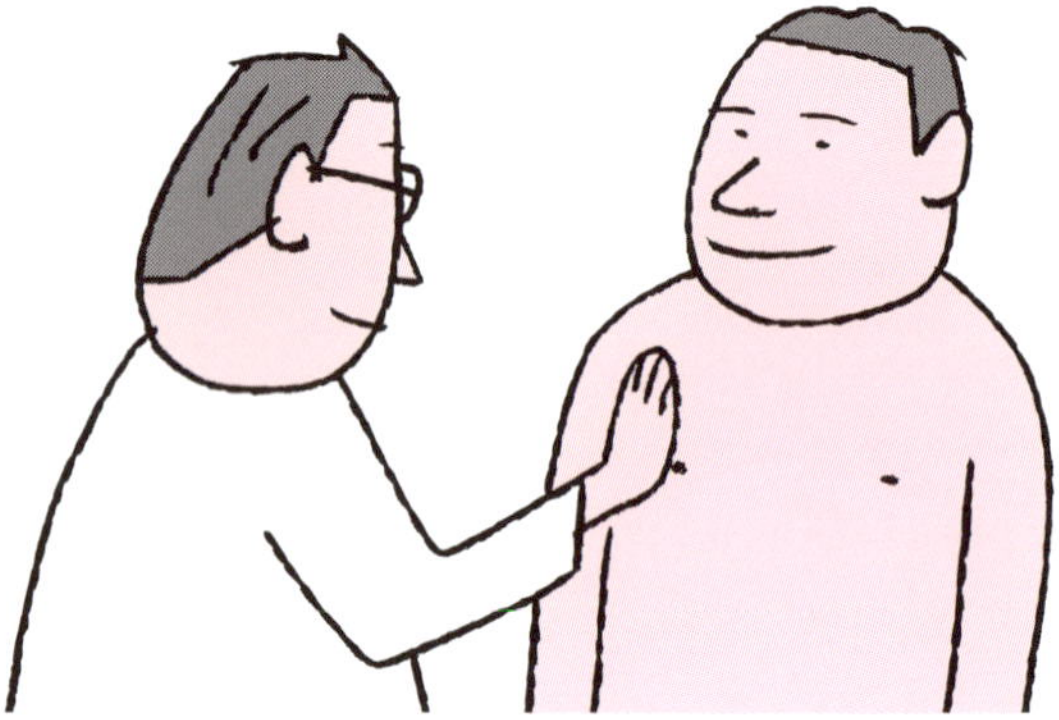

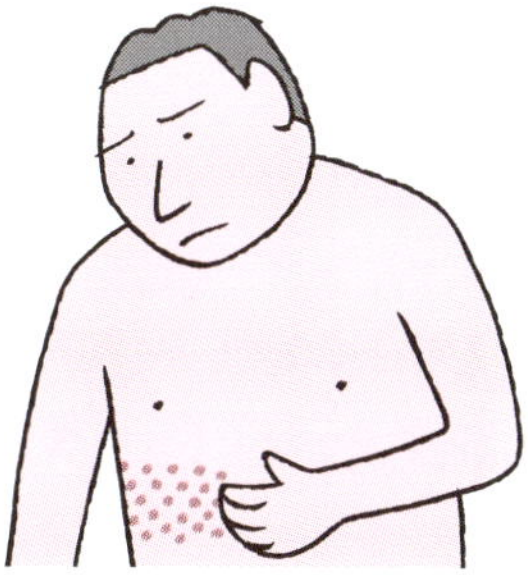

2 帯状疱疹の痛みをとりのぞく治療法……27

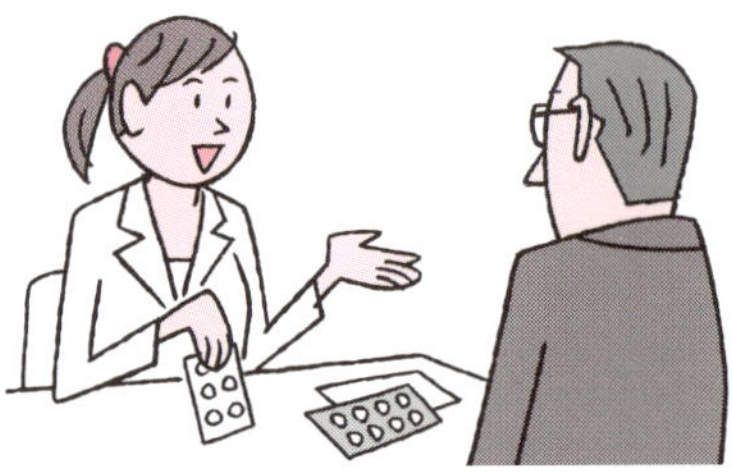

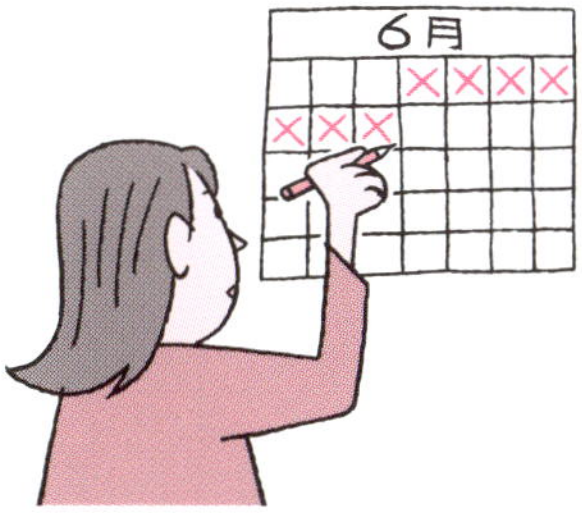
6月

正しい理解が治療のはじまり

帯状疱疹の気になる疑問

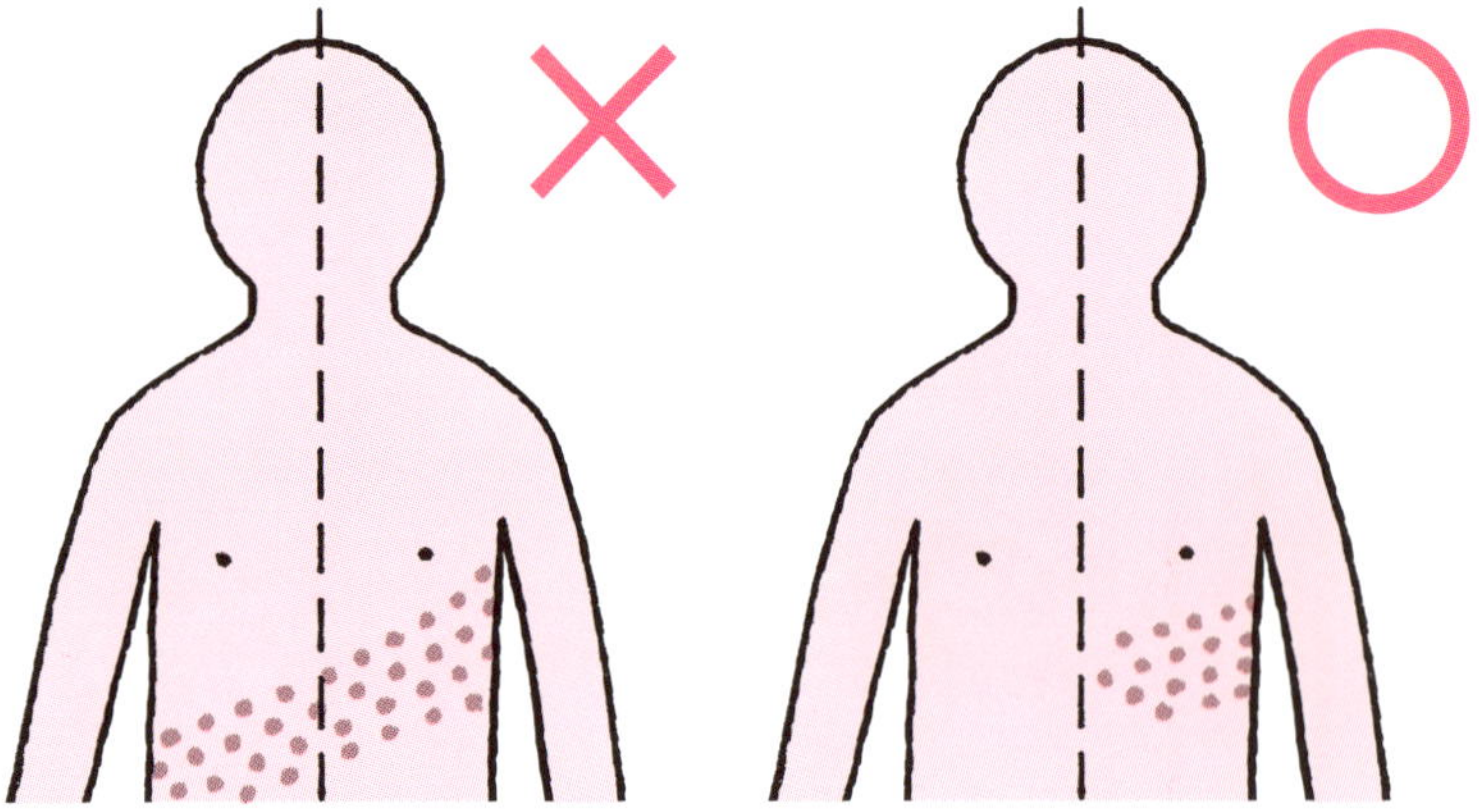

Q 帯状疱疹は体のどこに、どんなふうに出るの？

A 帯状疱疹は、体の左右どちらか片側にプツプツとした水ぶくれが現れるのが特徴です。水ぶくれは狭い場所に集中し、帯状になっています。できやすい部位は、胸や顔などです（12ページ参照）。

Q かかりやすい年代は？ 高齢者に多い病気じゃないの？

A 子どものころ、水ぼうそうにかかると、治ったあとにも体に水ぼうそうのウイルス（水痘《すいとう》・帯状疱疹ウイルス）が潜伏します。そのウイルスが再び活発に動き出すことで、帯状疱疹が引き起こされます。

免疫力が低下すると発症しやすくなるため、患者数が多いのは50代以降ですが、20代の若い人でも、過労やストレスから発症することがあります（74ページ参照）。

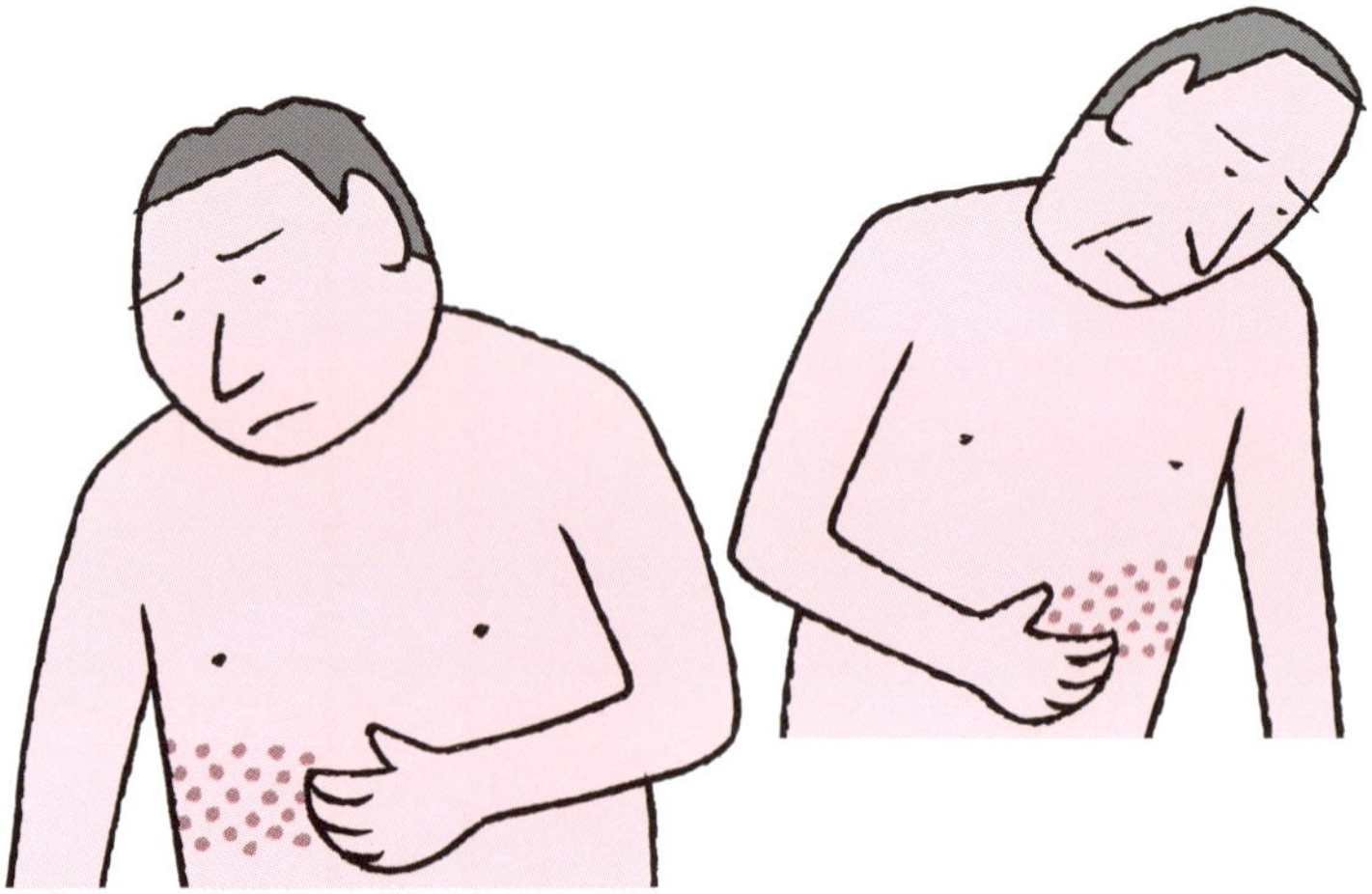

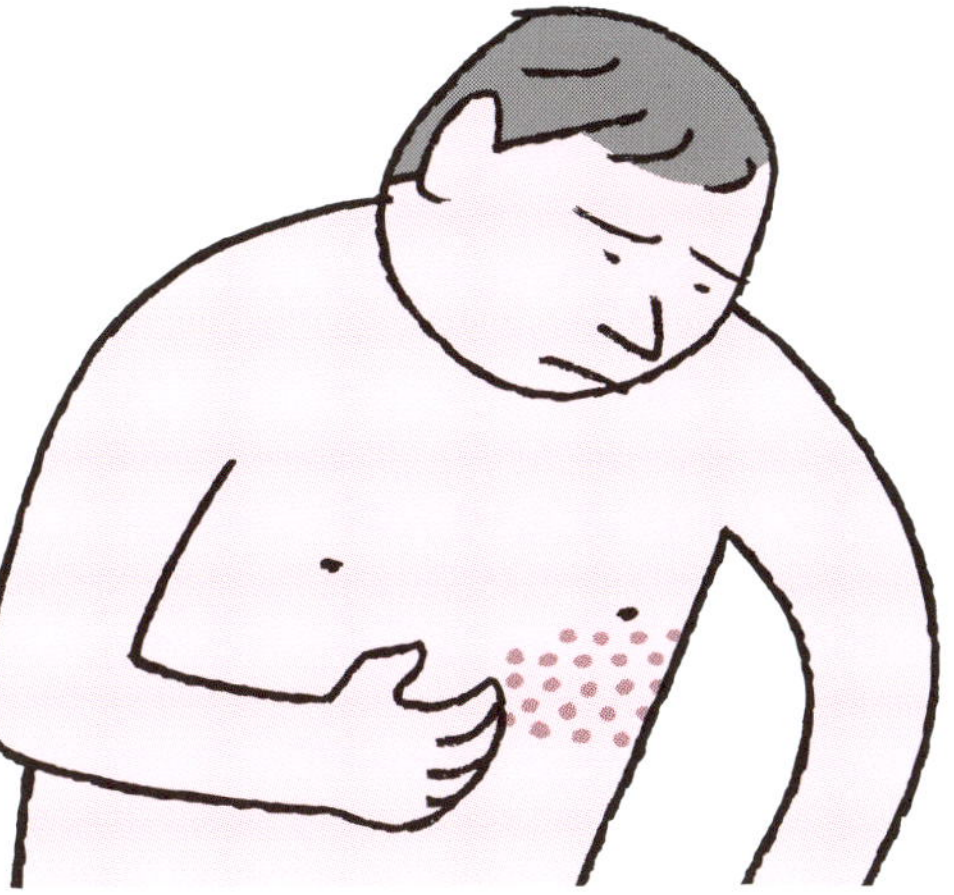

Q 水ぶくれ（水疱）はつぶしてもかまわない？

A 水ぶくれをつぶすと治りが早いと勘違いしている人もいますが、つぶすと細菌感染を起こして悪化することがあります。いじったり、つぶしたりせず、かさぶたになって自然に治るのを待ちましょう。なお、中にうみがたまった場合は治療のために医師がつぶす処置をしますが、自分でつぶすのは厳禁です（82ページ参照）。

Q 水ぶくれにぬり薬を忘れずにぬっておけば治りますよね？

A 帯状疱疹では水ぶくれができるので、ぬり薬だけでよいと思われがちですが、もとは神経に潜んだウイルスが原因です。ぬり薬だけで早く治ることはありません。治療にはのみ薬の抗ウイルス薬が不可欠です。医師の指示どおりにのみ薬を服用しないと治りが悪く、後遺症の帯状疱疹後神経痛が出やすくなります（36ページ参照）。

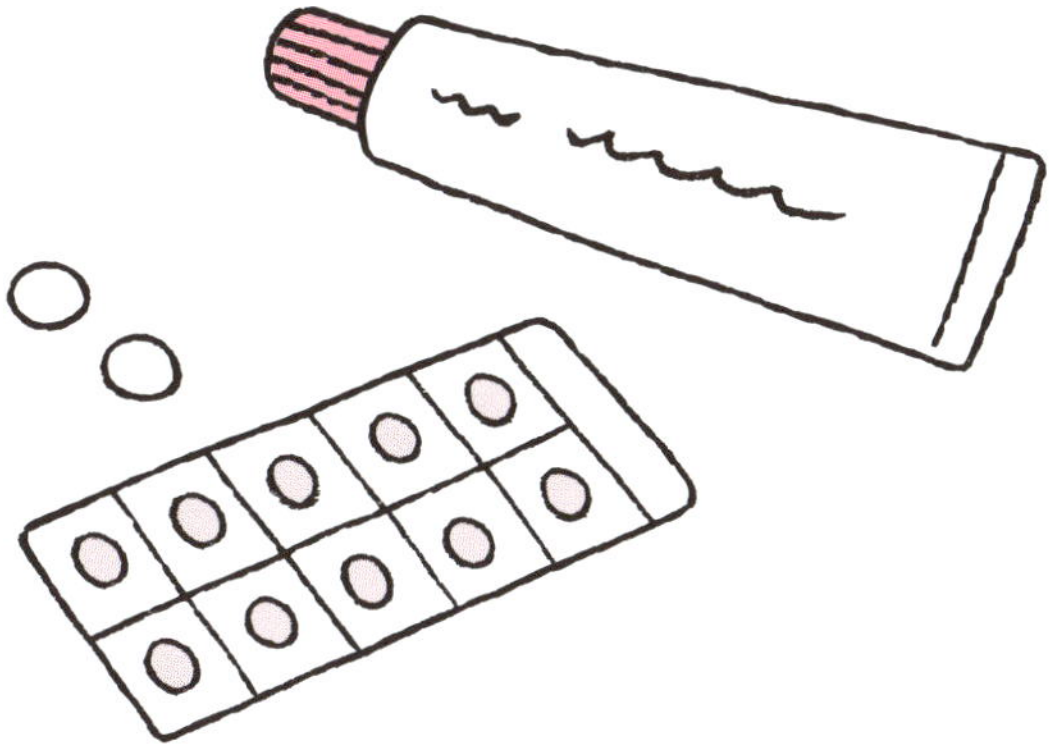

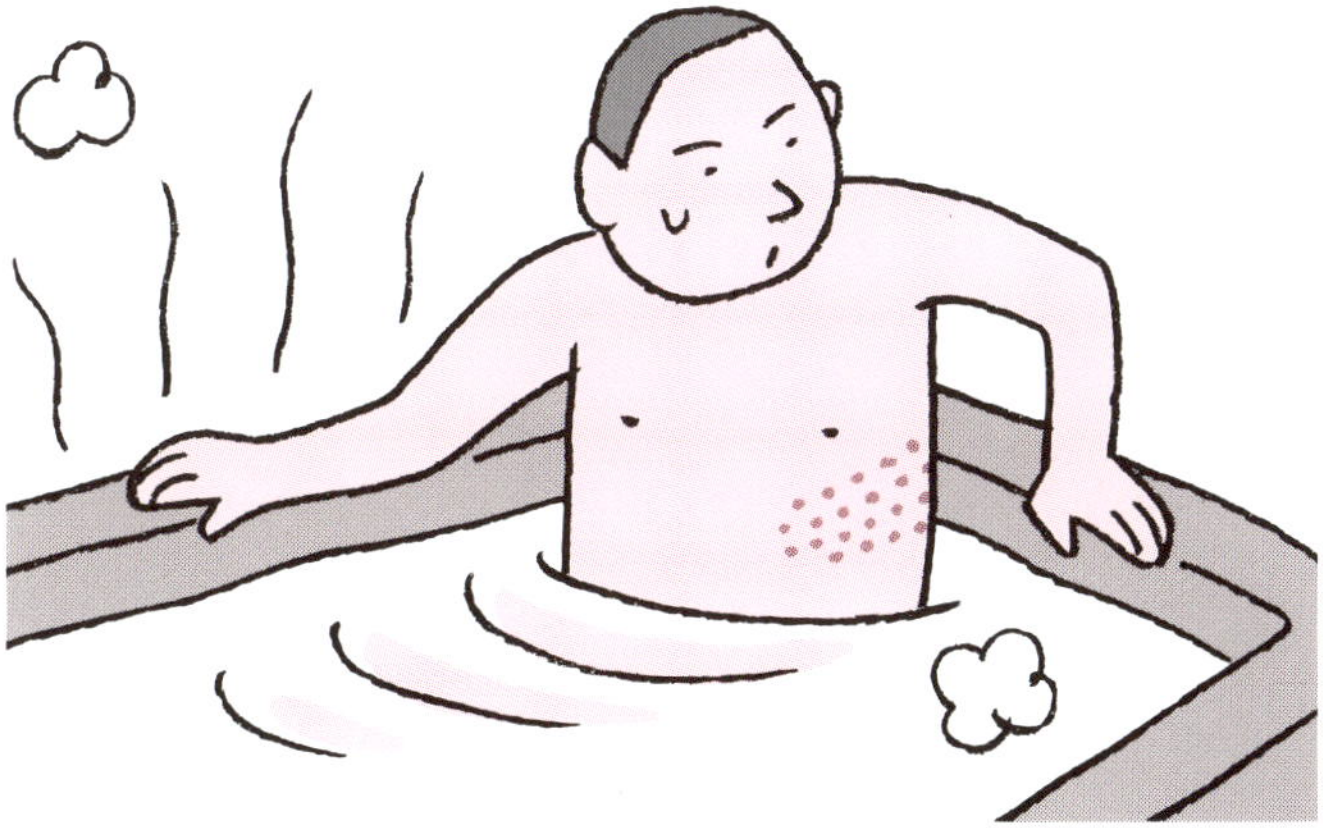

Q 疱疹が出ている間は、入浴はやめたほうがいい？

A 発熱しているときは入浴をひかえますが、そうでなければ積極的に入りましょう。シャワーでジクジクした浸出液や皮膚の汚れをきれいに洗い流し、患部を清潔に保つと、皮膚症状の治りも早まります。風呂で温まると痛みがやわらぐこともありますが、炎症や痛みが強いときは温めすぎず、シャワーでさっとすませるほうがよいでしょう（84ページ参照）。

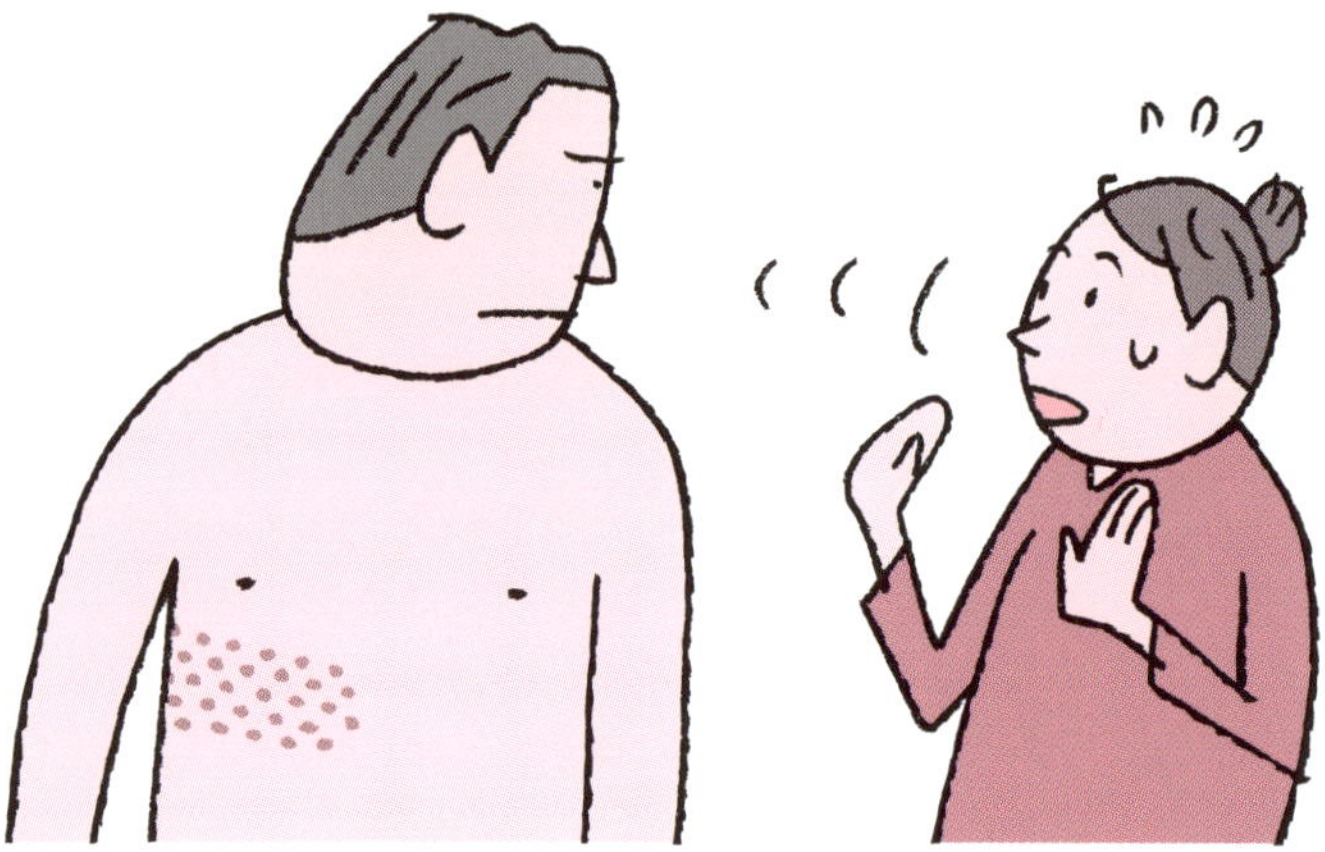

Q 帯状疱疹は人にうつる？ かかっている間は離れているほうがいいの？

A 帯状疱疹の原因は体内に潜んでいた水ぼうそうのウイルスが暴れ出すことです。帯状疱疹そのものが他人にうつって帯状疱疹になることはありませんが、水ぼうそうにかかったことがない人にはウイルスが感染します。この場合は帯状疱疹ではなく、水ぼうそうとして発症します。

発疹が出ている1～2週間は、感染の可能性がある相手には極力、近づかないようにしましょう（92ページ参照）。

Q 後遺症の帯状疱疹後神経痛は、一生治らないのですか？

A 帯状疱疹後神経痛とは、皮膚の発疹や水ぶくれが治ったあとも患部に痛みや不快感が残るものです。治療には時間がかかることが多いのですが、根気強く治療を続けると症状は徐々に軽減されていきます（52ページ参照）。

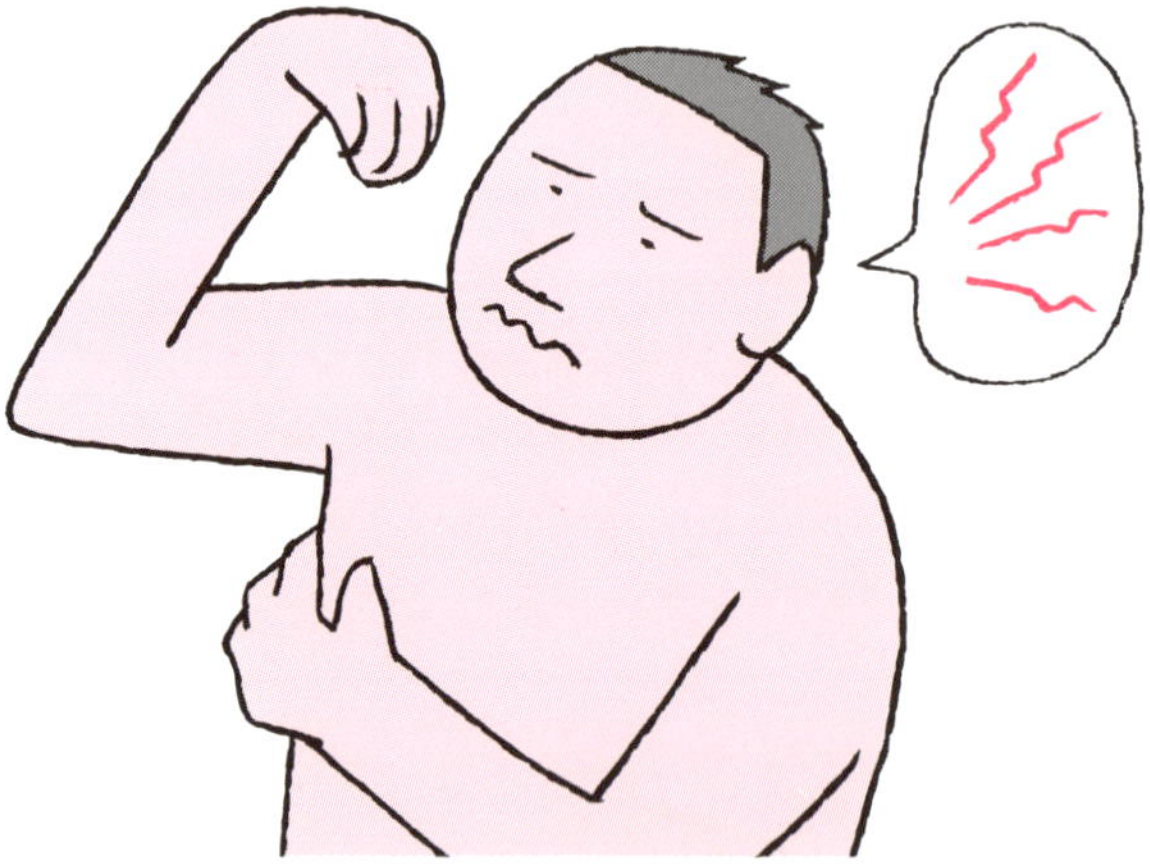

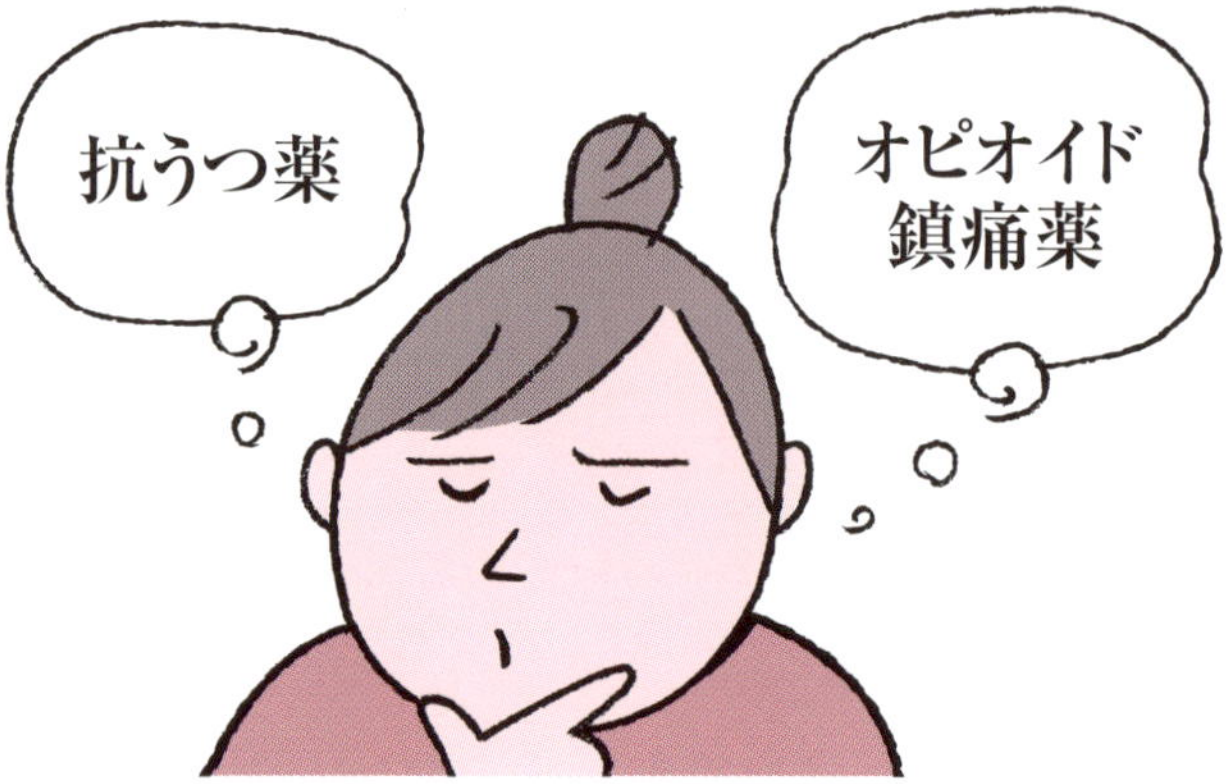

Q 帯状疱疹後神経痛はどのように治療するの？

A 帯状疱疹後神経痛の治療は、痛みをとることが中心です。抗うつ薬やオピオイド鎮痛薬などの薬物療法のほか、低出力レーザーなどの治療法があります。主治医とよく相談して、自分の症状に適した治療を受けます（54～63ページ参照）。

1

帯状疱疹と帯状疱疹後神経痛の違い

帯状疱疹にかかると、発疹が出ている間は
ヒリヒリ、ズキズキとした強い痛みがよく起こります。
発疹がおさまるにつれて痛みもとれることが多いのですが、
なかには皮膚がきれいに治っても
うずくような痛みが残る場合があります。
それを帯状疱疹後神経痛といいます。

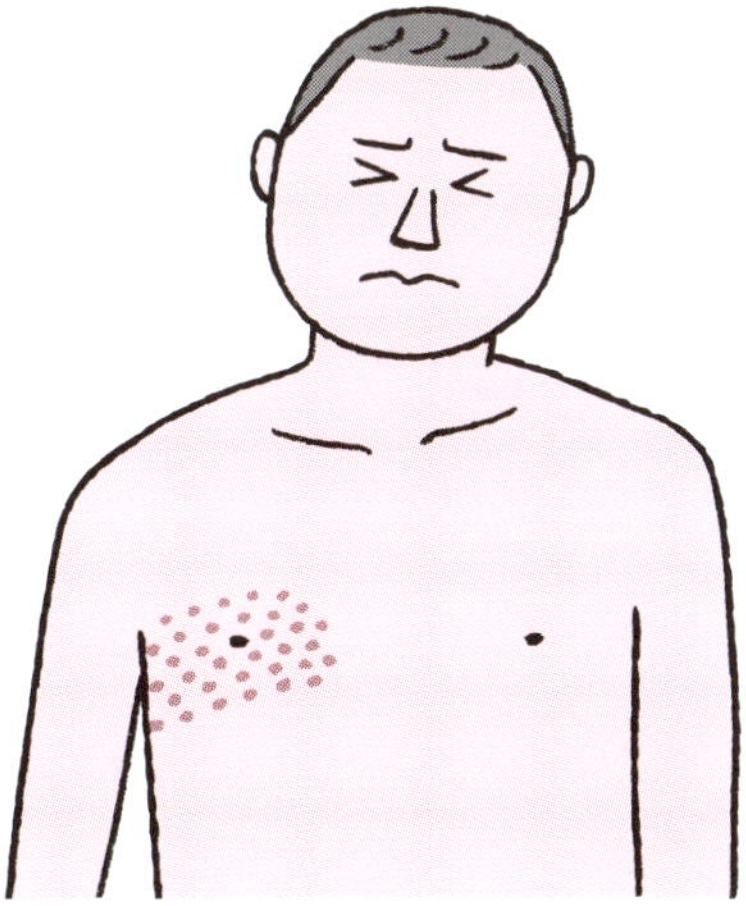

発疹が出る前からピリピリと痛む

皮膚に症状が出る前に、患部に痛みや違和感があるのが特徴です。痛みが数日間続いたあとに発疹が出るのが、帯状疱疹の一般的な発症のパターンです。

最初は痛みだけで気づきにくい

帯状疱疹では、いきなり発疹や水ぶくれができるわけではありません。

「前駆痛」といって、まず痛みが数日から一週間ほど続き、そのあとに赤い小さな発疹が現れます。

痛みが帯状疱疹の前触れだと知らない人が多く、見逃されたり、発見が遅れたりしやすいのです。

帯状疱疹は個人差の大きい病気

痛みに続いて発疹が出るケースが多いとはいえ、必ずしもこうした経過をたどらないこともあ

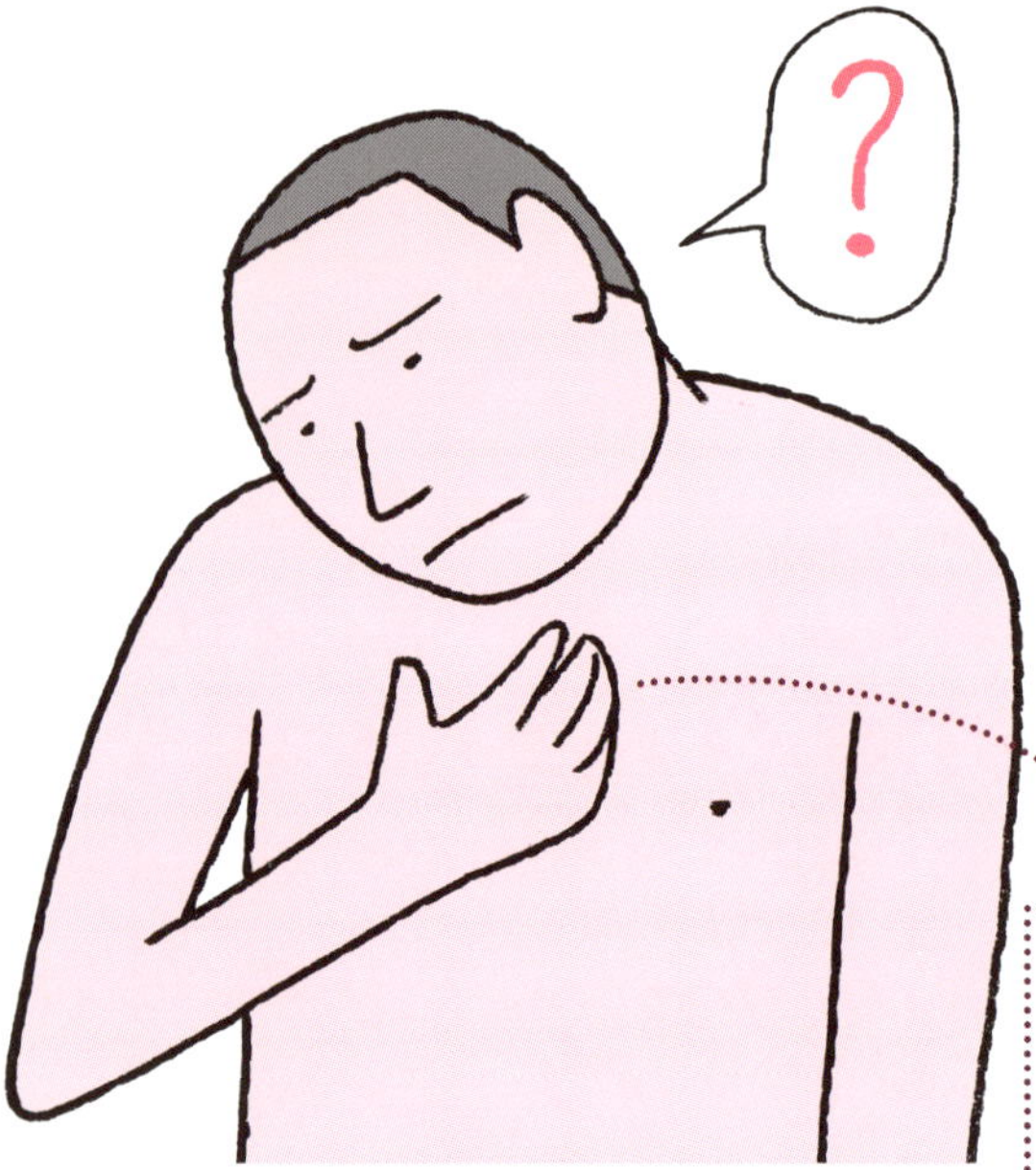

症状の変化

帯状疱疹には症状が次々に変化する特徴があります。早期に発見し、治療を開始するためにとくに気をつけたいのが、前触れ症状である「痛み」や「違和感」です。

皮膚にはまだ異常がない段階から痛みや違和感がある

皮膚の違和感やかゆみで終わる場合もある

必ずしも痛みがあるとは限らない。かゆみをはじめ、皮膚にモゾモゾ、ピリピリするような違和感があるだけで痛みがないこともある

先に出てくる前駆痛《ぜんくつう》

疱疹（発疹や水ぶくれ）が出る数日から1週間ほど前に、体の左右どちらか片側にピリピリ、ビリビリする痛み、刺すような痛みが出る。これを前駆痛と言う。重苦しい、ズーンと響くような痛みのこともある

胸や顔の片側に発疹

帯状疱疹は体の左右どちらか片側に発生する。多いのは、胸や顔など

発疹が出てくると、患部の痛みがさらに強くなる

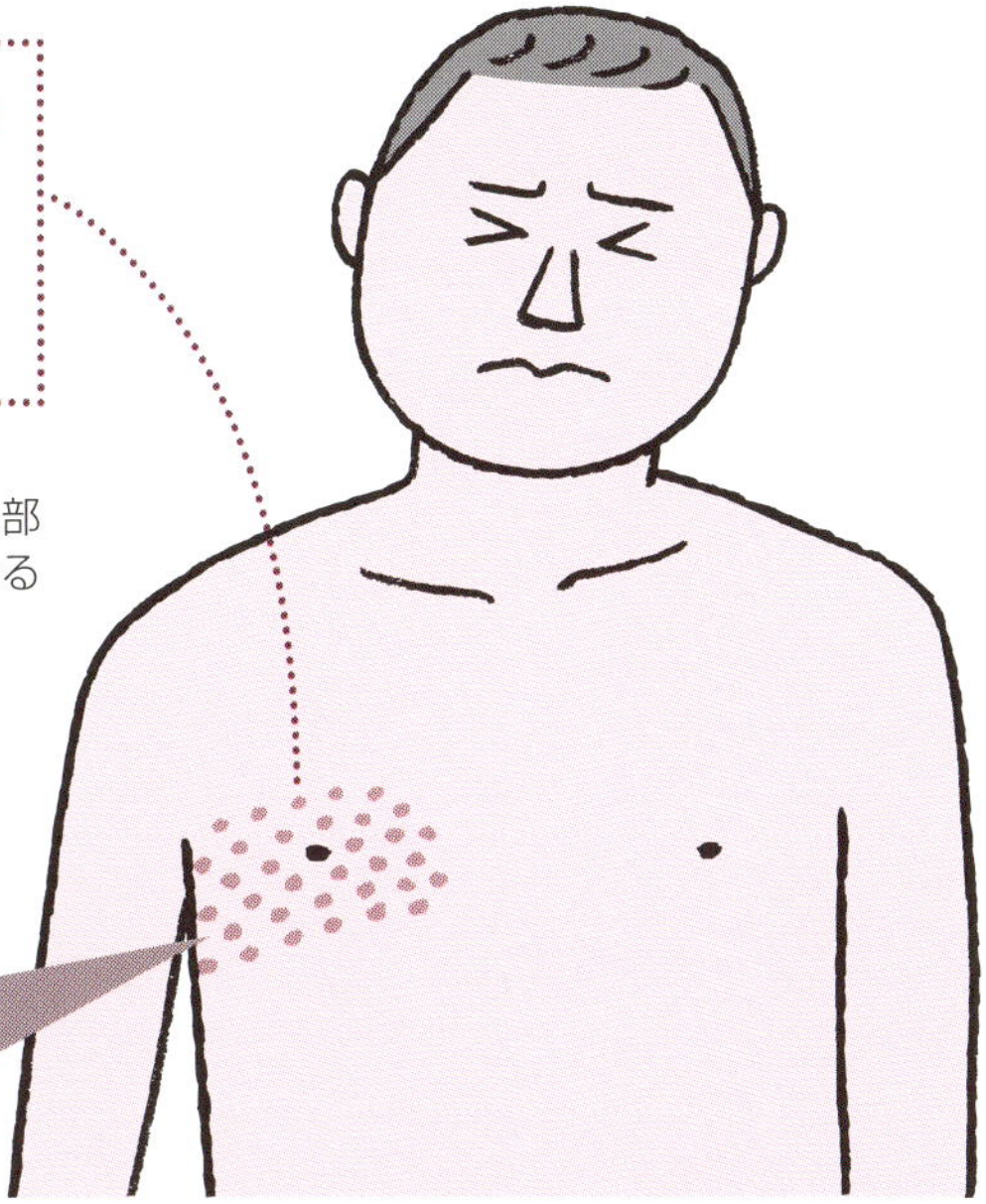

皮膚症状の移り変わり

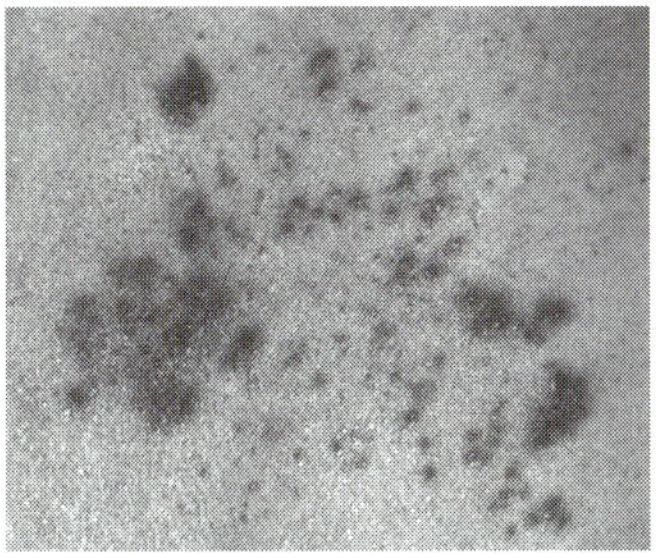

虫刺されのような発疹

はじめは赤く、小さな虫刺されのような発疹が数個集まって現れ、やがて水ぶくれになる

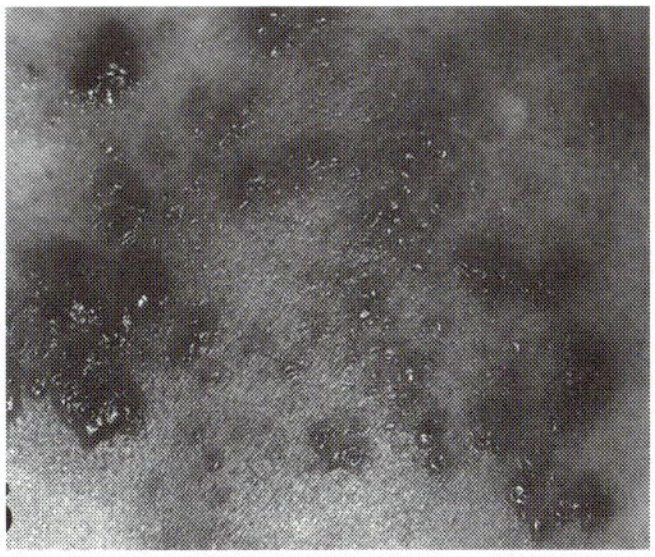

体がウイルスとたたかって出る膿疱《のうほう》

4～5日経過すると、透明だった水ぶくれが黄色いうみのたまった膿疱に変わる

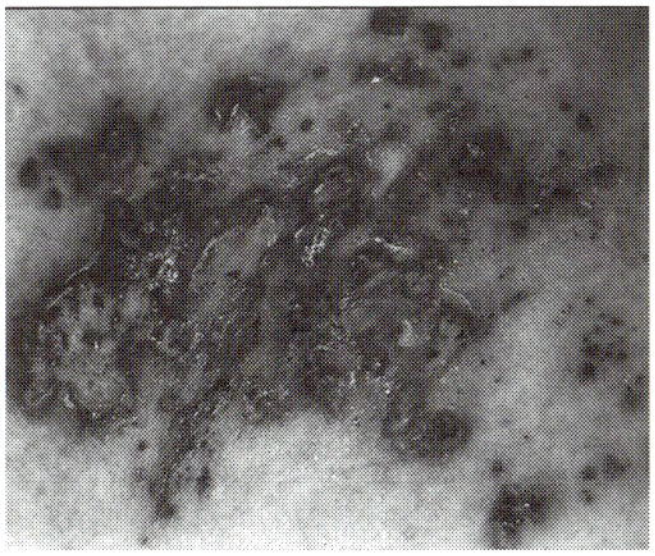

ただれ、潰瘍《かいよう》

6～8日経過すると膿疱がやぶれて、ただれや潰瘍になる。その後、乾いてかさぶたになる

発疹とともに出る
急性痛

疱疹が現れると同時に痛みも強くなる。これを急性痛という。前駆痛は比較的軽いが、急性痛は激痛のことが多い。これは神経や皮膚組織に炎症が起こり、破壊されるため

ります。

前駆痛がほとんどない人もいますし、当初は違和感やかゆみ程度だったのに、発疹が現れてから強い痛みが出る人もいます。また、発疹が治ったあとも痛みだけが持続することもあり、個人差が大きな病気といえます。

帯状疱疹② 発疹

発疹は胸や顔によく現れる

帯状疱疹は全身どこにでもできる可能性がありますが、なかでも頻度《ひんど》が高いのは胸や顔です。また、体の左右どちらか片側だけのことがほとんどです。

発疹はどこにでも出る可能性がある

帯状疱疹の原因となる水ぼうそうのウイルスは、全身のあらゆる感覚神経節（感覚神経の根元の部分）に潜みます。発疹は全身のどこにでも現れる可能性があります。

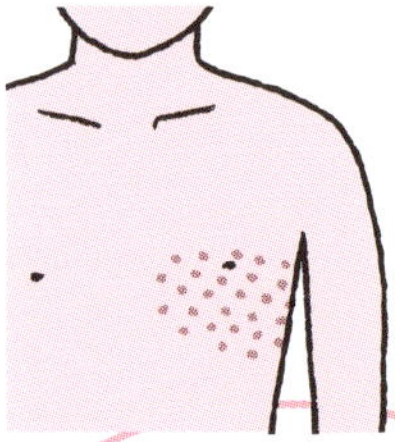

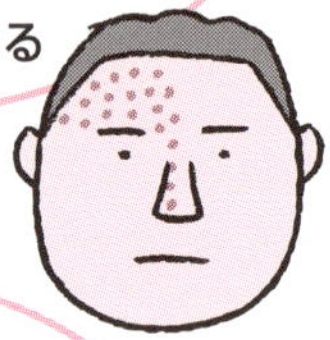

顔

顔にある三叉《さんさ》神経の領域にあたる目、鼻、ひたいも好発部位。約20%がここに現れる。ひたいにできると、まぶたがはれて目が開けられなくなることもある

のど

比較的まれなケースだが、舌咽《ぜついん》神経の領域で起こると、のどにできることもある。扁桃炎《へんとうえん》や口内炎と間違われやすいので要注意

胸

胸神経の領域である胸やわきはとくに発生頻度の高い部位で、帯状疱疹の約50%がここに起こる

腹部

肋間《ろつかん》神経のうち、おなかに近い領域で起こると腹部にできる。下腹にできた場合は腹筋のマヒが起こることもある

手や足

胸や顔に比べて頻度は低いが、手足にできると運動神経が障害されて筋力低下が起こり、日常のさまざまな動作がしにくくなることがある

神経にそって出る

発疹が帯のように現れるのは、神経にそってウイルスが移動し、暴れているため。三叉神経など各神経の位置は77ページを参照

左右どちらかに出るのが特徴

帯状疱疹は、右図のように全身のどこにでも現れる可能性がありますが、もっとも多いのは胸や顔にできるものです。

くわしい理由はわかっていませんが、体の左右どちらかに現れるのが特徴です。ただ、なかには片側にとどまらず、広範囲におよぶこともあり、この場合は重症で、入院が必要となります。

自己判断は早期治療の妨げに

帯状疱疹の皮膚症状では、はじめに赤く小さなブツブツができますが、別の皮膚の病気と間違われることもよくあります。

かぶれや虫刺されだと思われたために数日間放置され、痛みが強くなったり、水ぶくれや潰瘍ができてから受診する人も少なくありません。

こうした自己判断は、早期治療が遅れる原因になってしまいます。

▼痛みの症状

前駆痛は皮膚の症状が出る前に起こるため、これも別の病気と勘違いされる原因になりやすい。とくに背中や腰の場合は、ひどい肩こりや腰痛と間違われやすい

肋間神経痛	胸からわきにかけて痛みがあると間違われやすい
坐骨《ざこつ》神経痛	腰から尻、下肢に痛みが出ると坐骨神経痛とまぎらわしい
頭痛	三叉神経の領域で起こるとひたいや目の周囲が痛く、頭痛やひどい眼精疲労とよく似ている

帯状疱疹の場合は

- 体の片側に症状が出る
- 痛みが出たあと、同じ場所に発疹が出る

医療機関へ
（30ページ参照）

ほかの病気と間違えやすい

発疹をみても帯状疱疹によるものかどうか、素人目には判断がつきません。そのため、虫刺されやかぶれなど、別の皮膚病に間違われることがよくあります。

丹毒《たんどく》

連鎖球菌という細菌が原因で、化膿性の炎症が起こるのが特徴。はれや痛みは強いが、神経にそって現れることはない

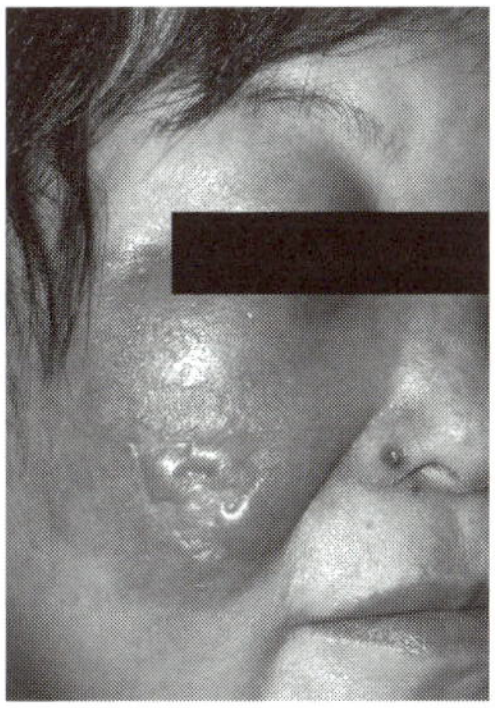

単純ヘルペス

ピリピリする痛みがあるが、帯状疱疹ほど強い痛みではない。発疹は帯状ではなく、できやすいのが唇の周辺や陰部、手指という点も帯状疱疹とは異なる

そのほか

茶毒蛾《ちゃどくが》によるかぶれ
低温やけど
など

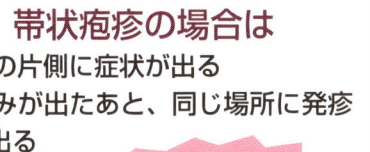

帯状疱疹③発疹

体全体に発疹が出る場合もある

ほとんどの帯状疱疹は体の片側の一部に発生しますが、まれに全身に発疹が広がったり、複数の部位に出たりすることがあります。重症の場合が多いので、注意が必要です。

範囲が広い人は急を要する

発疹が、広範囲にわたってみられることがあります。ひとつは「汎発性帯状疱疹」です。帯状疱疹が起こったあと、水ぶくれが全身に広がります。もうひとつは「複発《ふくはっ》性《せい》帯状疱疹」といい、複数の発疹がみられるものです。汎発性、複発性ともに重症の場合が多く、注意が必要です。

いっぽう、単発の場合でも、水ぶくれが大きかったり、水ぶくれが血の色になっていたりすると、重症が疑われます。

重症の場合、免疫力の低下が考えられ、帯状疱疹以外の病気の可能性もあるため、医療機関で診察や検査を受ける必要があります。

水ぼうそうのような「汎発性」

汎発性《はんぱつせい》帯状疱疹では、最初に発疹が現れた部位から離れたところに、4～5日遅れてから水ぼうそうに似た水ぶくれが多数できます。

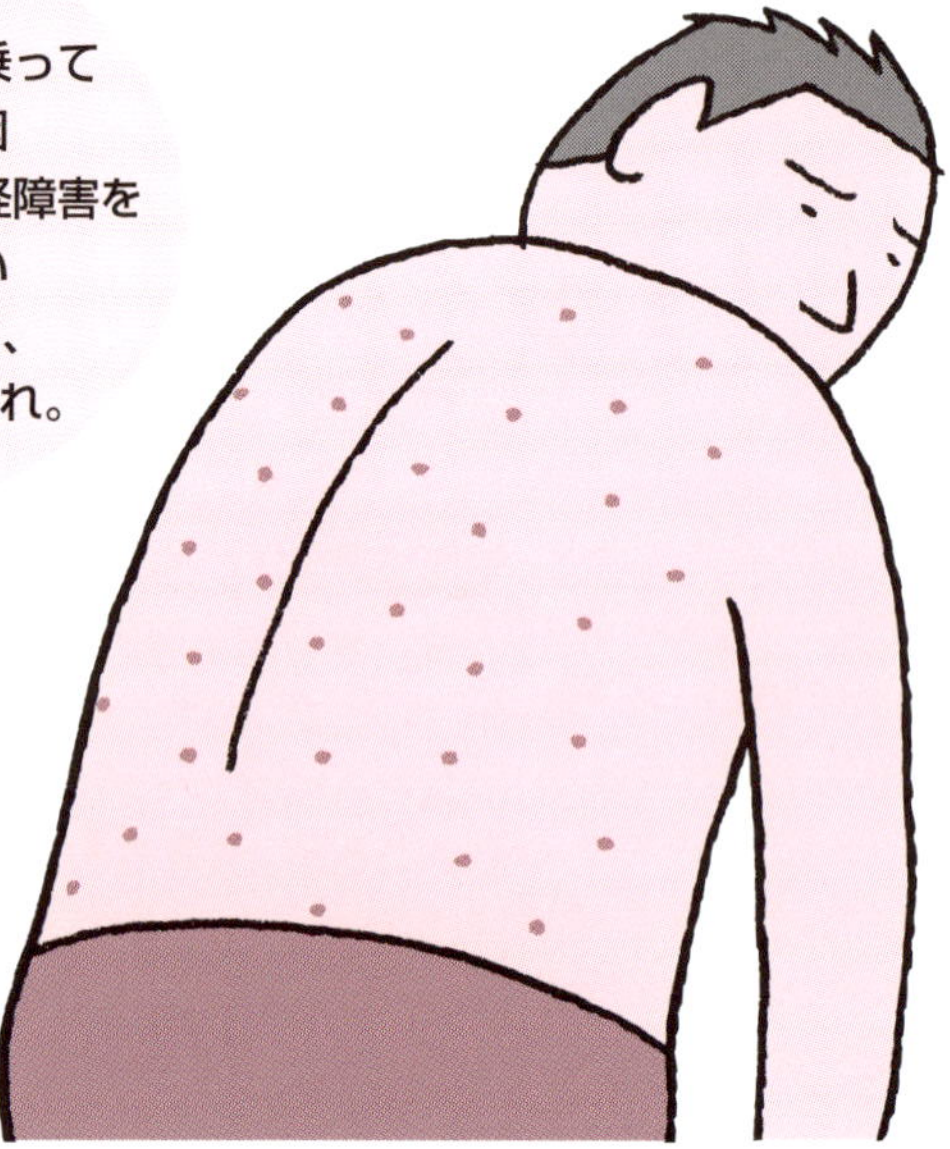

水ぶくれが全身に広がるが、帯状疱疹によるものは最初の発疹だけ

特徴

- ウイルスの一部が血流に乗って全身に広がることが原因
- 最初の発疹は帯状疱疹。神経障害を伴い、重症の場合が多い
- その後広がった発疹は、神経障害を伴わない水ぶくれ。比較的早く治る

注意点

悪性リンパ腫や白血病などの重い病気によって免疫力が低下し、汎発性帯状疱疹を起こしている場合がある。それらの病気の検査が必要

帯状疱疹の重症度を見分けるための目安

- ☑ 汎発性や複発性の帯状疱疹がみられる
- ☑ 疱疹が一面に多数できている
- ☑ 一つひとつの疱疹が大きい
- ☑ 疱疹が血液の色になっている（血疱《けつほう》）

以上の項目のいずれかに当てはまるときは、重症の可能性が高い。免疫力が著しく低下していることが疑われ、その背景に、帯状疱疹以外の病気が関わっている可能性がある。

重症だと感じたときの対処法

すぐ主治医に相談し、診察や検査を受けたほうがよい。白血病のような血液疾患や、がん、糖尿病など、さまざまな病気が考えられるため、主治医からほかの診療科を紹介され、そちらで検査を受ける場合もある。

考えられる病気

- ●関節リウマチ
- ●膠原病《こうげんびょう》
- ●アトピー性皮膚炎
- ●糖尿病
- ●がん
- ●悪性リンパ腫
- ●白血病
- ●エイズ

帯がいくつもできる「複発性」

帯状疱疹では通常ひとつの神経にそって発疹が出ますが、複発性では複数の神経がおかされるため、帯状の発疹が数ヵ所にわたって現れます。

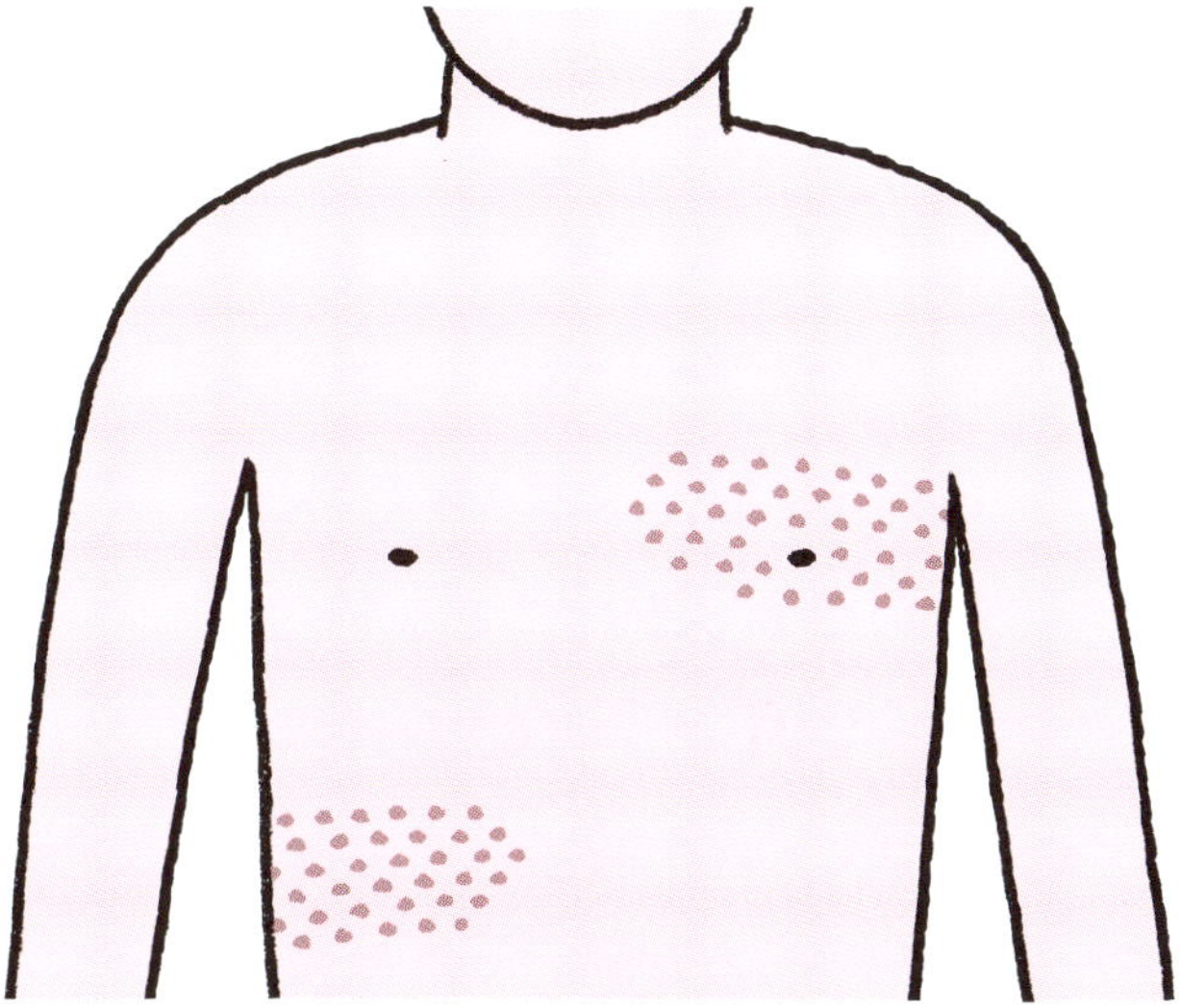

複数の発疹がみられるが、どちらも帯状疱疹によるもの

特徴

- ●複数の神経がおかされるため、体のあちこちに帯状の発疹がみられる
- ●初発部位のすぐ近く、あるいは離れた位置の神経にそって、数日遅れて発疹が現れる

注意点

特定の病気が疑われるわけではないが、免疫力の低下が考えられる

帯状疱疹④経過

治療を受ければ一〇日で治る

早期に発見し、すぐに抗ウイルス薬をのみはじめれば、一〇日ほどで治ることがほとんどです。その間、皮膚の発疹は少しずつ変化し、かさぶたになって自然に消えていきます。

発疹と痛みの経過

抗ウイルス薬がなかった時代は、帯状疱疹が自然治癒するまでに平均で約20日間かかっていました。しかし、近年では有効な抗ウイルス薬を適切に服用すれば、10日ほどで治ります。

赤いブツブツができる

前駆痛が１週間前後続いたあと、皮膚に小さな赤い発疹が現れる。この段階で異変に気づく人が多い

ピリピリした痛み

発疹が出る前に、痛みやかゆみを感じる場合がある。数日間から１週間続く

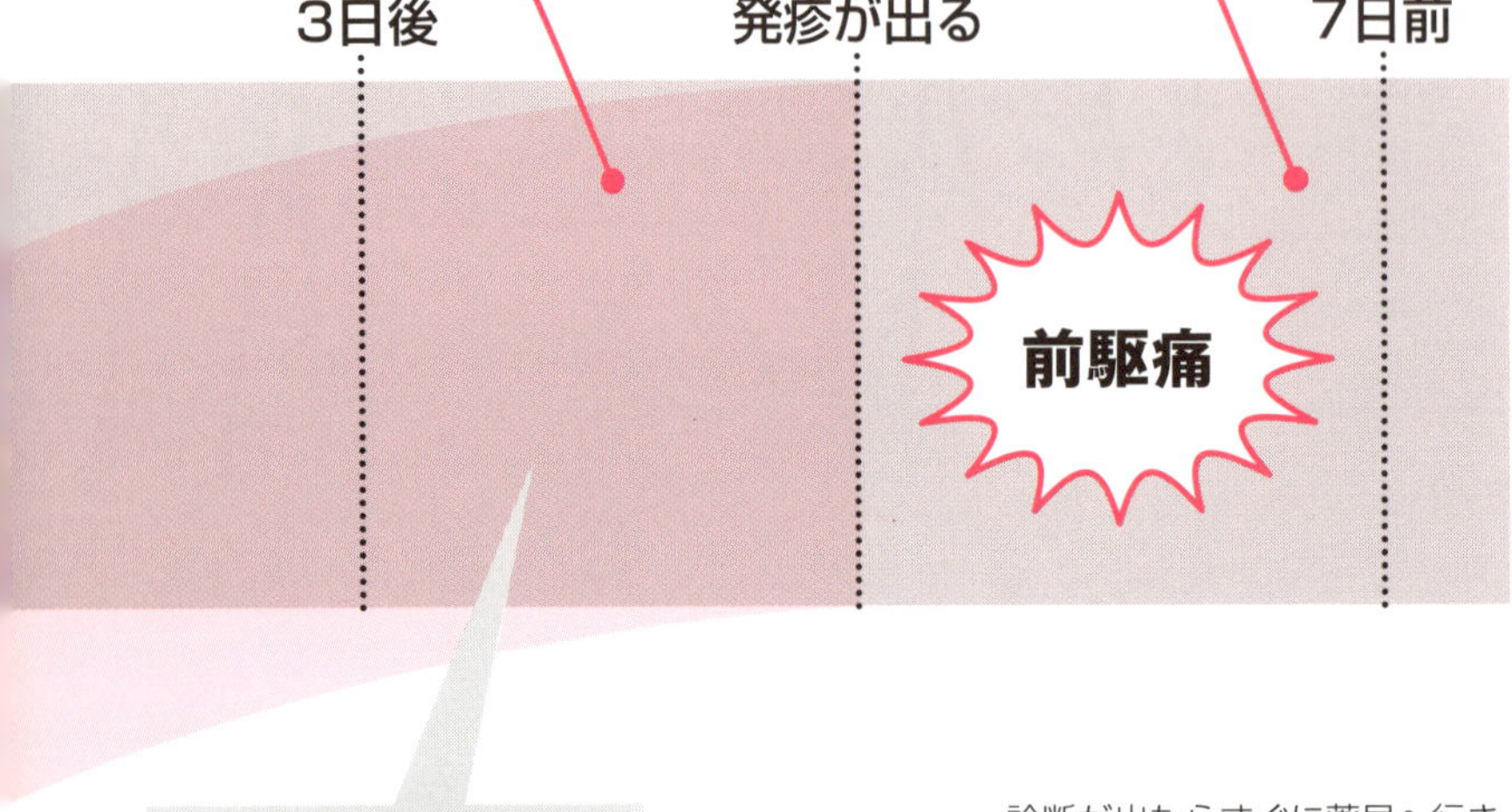

3日以内の治療がベスト

抗ウイルス薬は発疹が出てから３日以内に服用したほうが、皮膚の症状が軽くなるといわれている。ただ、それ以降の服用でも痛みに対しては効果があるので、出された薬は必ずのみきる

診断が出たらすぐに薬局へ行き、できるかぎり早く薬をのむ

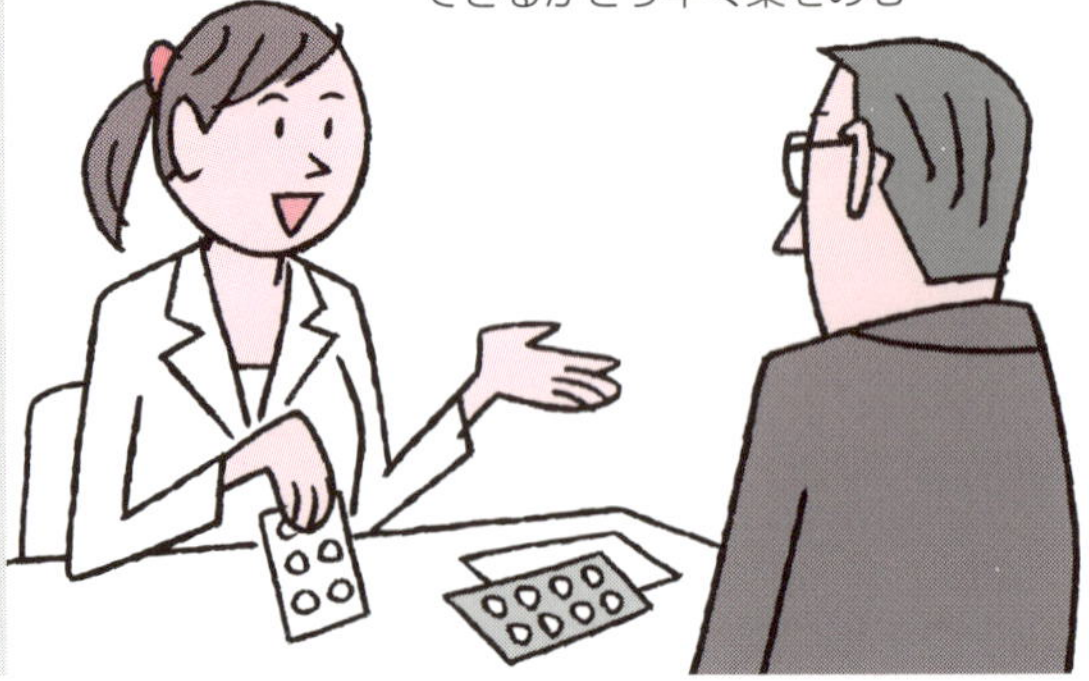

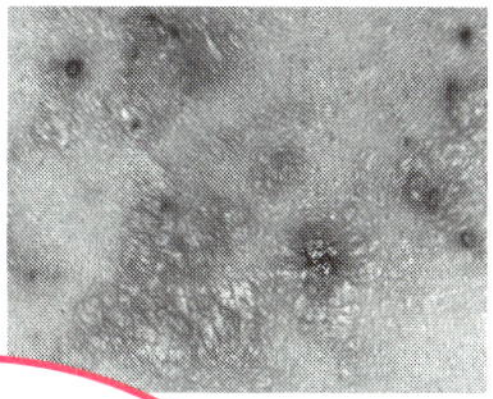

潰瘍ができて皮膚にあとが残る場合もある

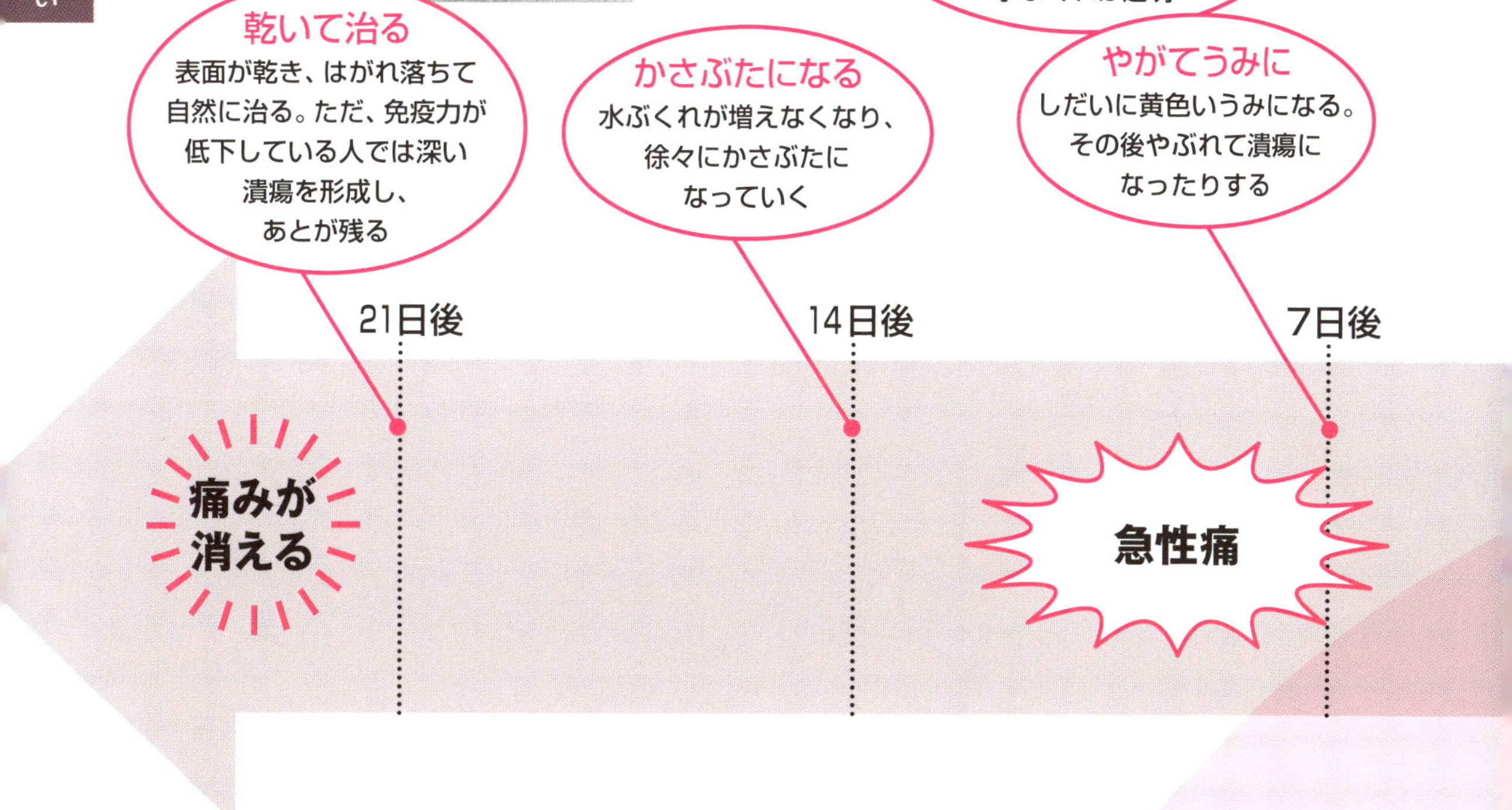
水ぶくれになる
赤い発疹の上に小さな水ぶくれができて、しだいに水ぶくれが小豆ほどの大きさになってくる。水ぶくれは透明
やがてうみに
しだいに黄色いうみになる。その後やぶれて潰瘍になったりする
かさぶたになる
水ぶくれが増えなくなり、徐々にかさぶたになっていく
乾いて治る
表面が乾き、はがれ落ちて自然に治る。ただ、免疫力が低下している人では深い潰瘍を形成し、あとが残る
7日後
14日後
21日後
急性痛
痛みが消える

高齢になると治りが遅くなる

帯状疱疹は早期に発見して治療すれば、一〇日ほどで治ります。また、発見が遅れて自然治癒の経過をたどった場合でも、三週間くらいで症状が消えます。

しかし高齢になると、治るまでに時間がかかります。加齢に伴って免疫力が低下するためです。高齢者では、自然治癒までに三週間以上かかることがあります。

10日間で治る

早めに治療をはじめれば、発疹が出て7日から10日程度で症状が消える。後遺症も残りにくい

帯状疱疹⑤痛みのメカニズム

神経で炎症が起きているから痛い

帯状疱疹では、ピリピリあるいはビリビリするような独特の痛みが起こります。これは発疹そのものの痛みとともに、神経で炎症が起こっていることによる痛みです。

神経でウイルスが増殖している

帯状疱疹が起こっているとき、体内では神経で水ぼうそうのウイルスが増殖しています。ウイルスは神経を刺激しながら、神経の根元から末端へと移動します。

皮膚には水ぶくれが出る

ウイルスが神経の末端まできたときに、皮膚の症状が引き起こされる。水ぶくれになる

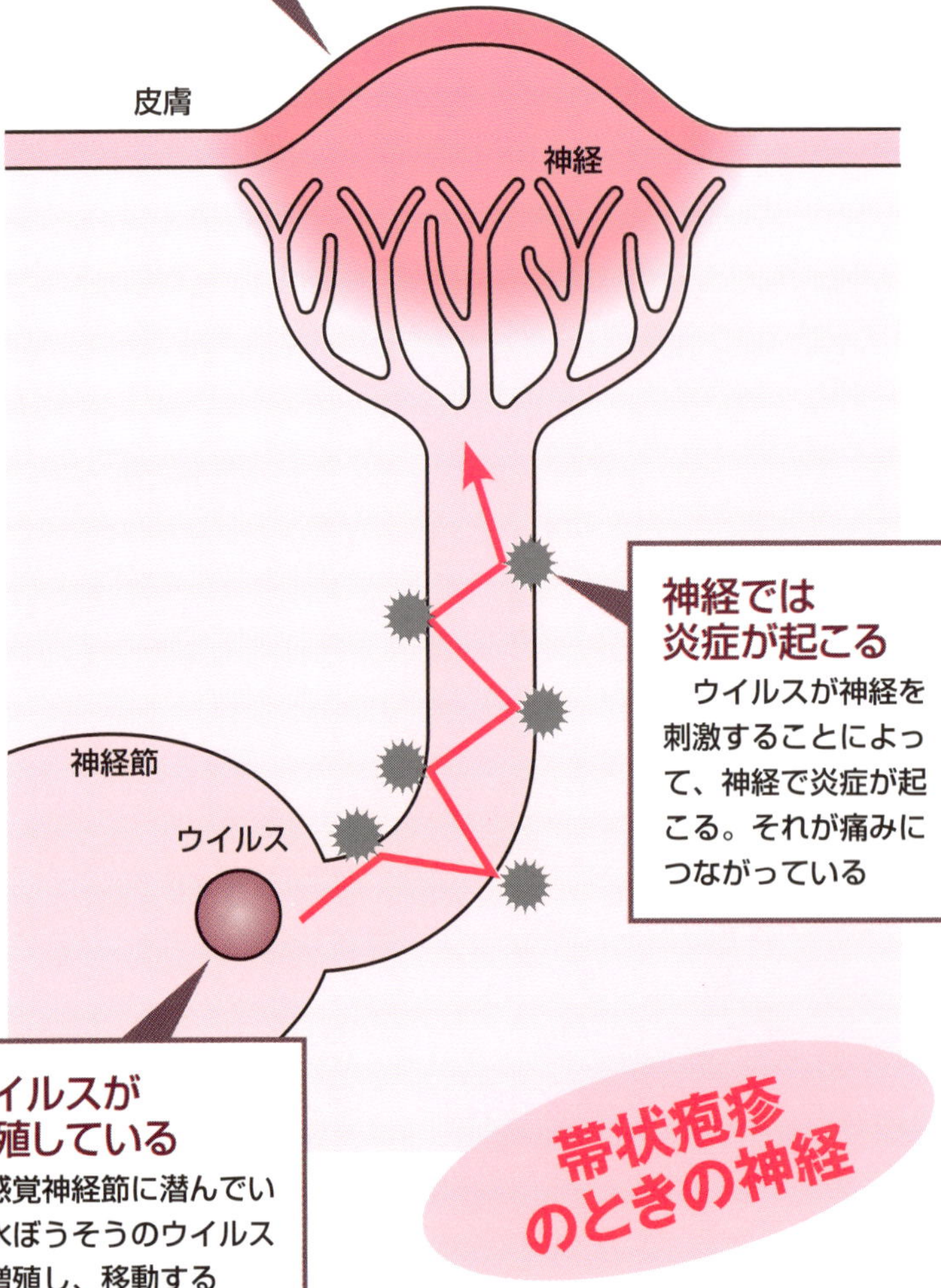

神経では炎症が起こる

ウイルスが神経を刺激することによって、神経で炎症が起こる。それが痛みにつながっている

ウイルスが増殖している

感覚神経節に潜んでいた水ぼうそうのウイルスが増殖し、移動する

「発痛物質」が分泌される

神経に炎症が起こると、痛みを引き起こす発痛物質のブラジキニンと、その働きを強くするプロスタグランジンが分泌されます。

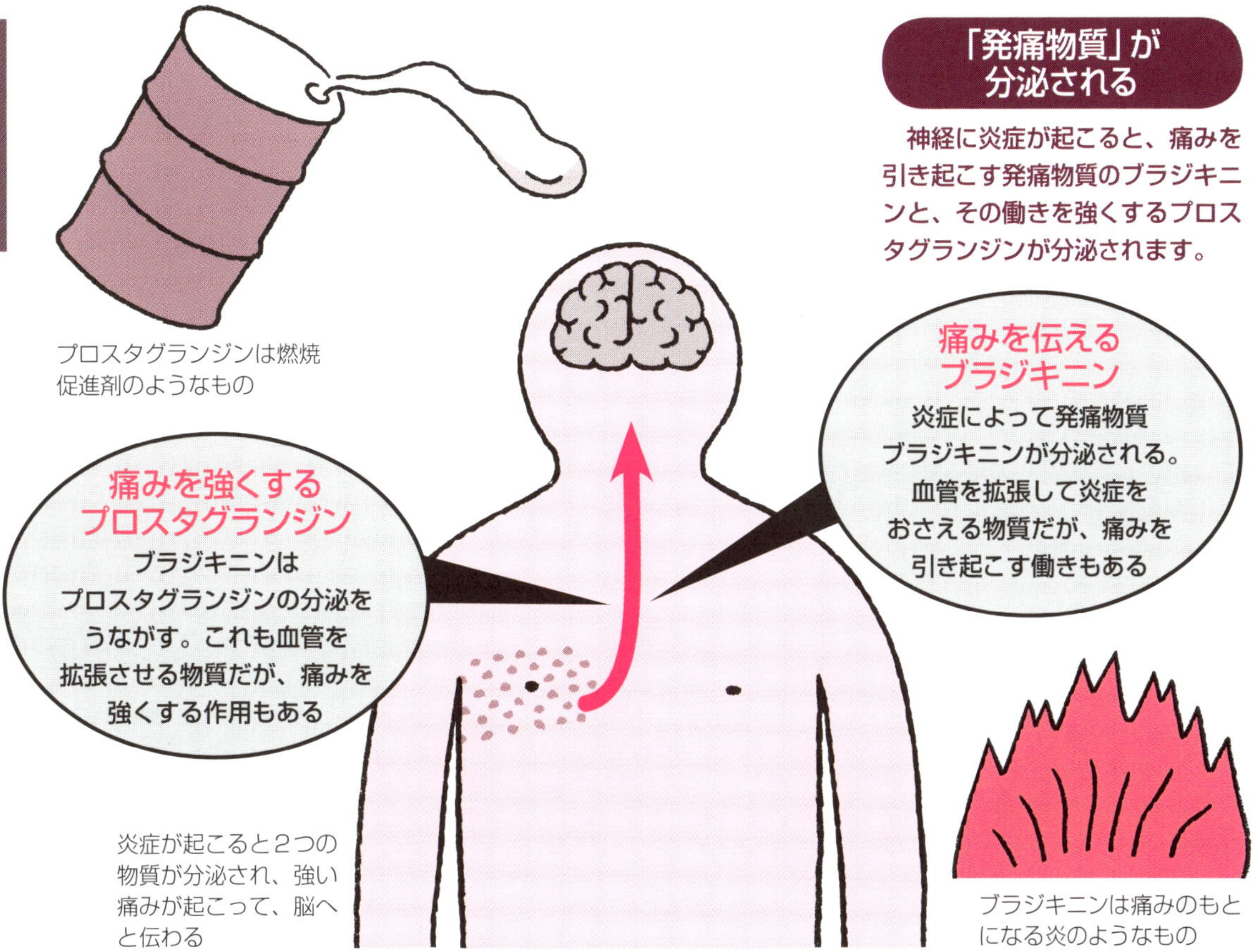
プロスタグランジンは燃焼促進剤のようなもの
痛みを伝えるブラジキニン
炎症によって発痛物質ブラジキニンが分泌される。血管を拡張して炎症をおさえる物質だが、痛みを引き起こす働きもある
痛みを強くするプロスタグランジン
ブラジキニンはプロスタグランジンの分泌をうながす。これも血管を拡張させる物質だが、痛みを強くする作用もある
炎症が起こると2つの物質が分泌され、強い痛みが起こって、脳へと伝わる
ブラジキニンは痛みのもとになる炎のようなもの

皮膚ではなく神経の病気

帯状疱疹では皮膚に発疹が起こり、体の痛みが生じます。発疹が目立つため、皮膚の病気だと考えられがちですが、じつは発疹も痛みも体内の神経からきています。

体内では、神経でウイルスの増殖や移動が起こっています。ウイルスは神経を刺激し、炎症を引き起こします。この炎症が、痛みの要因となっています。

そしてウイルスが皮膚の近くの神経にまで届いたときには、疱疹が現れます。

炎症が起こると痛みが発生する

神経で炎症が起こると、ブラジキニンやプロスタグランジンといった物質が分泌されます。それらの物質には炎症をおさえる作用がありますが、同時に痛みに関わる作用もあります。

それらの物質も、帯状疱疹の痛みの要素だと考えられています。

帯状疱疹後神経痛①痛み

うずくような痛みに変わってくる

通常は皮膚の発疹が治るにつれ、痛みもしだいにおさまってきます。ところが、なかには「帯状疱疹後神経痛」という後遺症が残ることもあります。

帯状疱疹は ヒリヒリ・ズキズキ

皮膚に発疹が出ている間は、ヒリヒリしたりズキズキしたりと、強い痛みを感じます。

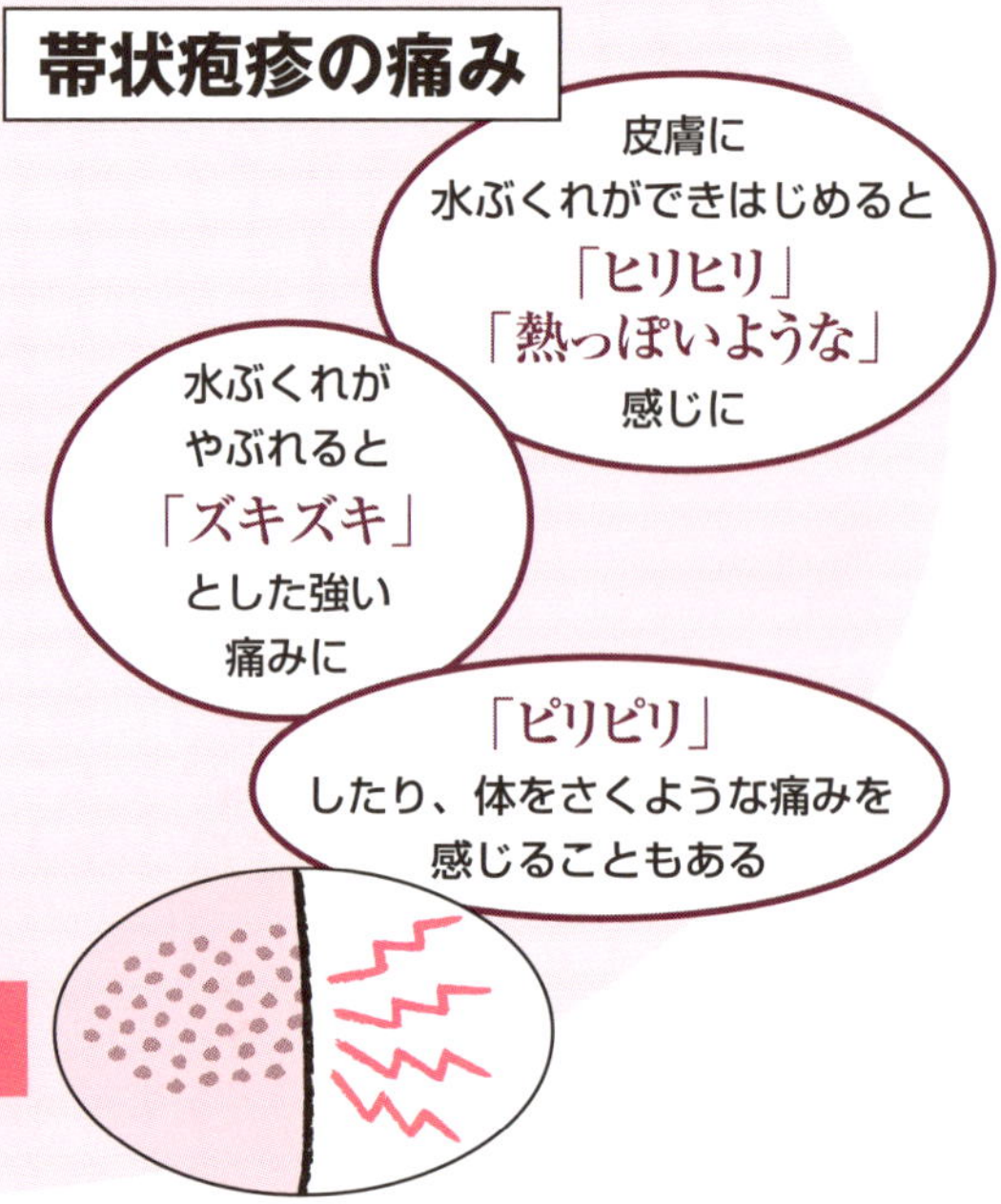

帯状疱疹の痛み
皮膚に水ぶくれができはじめると「ヒリヒリ」「熱っぽいような」感じに
水ぶくれがやぶれると「ズキズキ」とした強い痛みに
「ピリピリ」したり、体をさくような痛みを感じることもある

重なる時期もある

帯状疱疹の痛みと帯状疱疹後神経痛は重なって現れることもある

水ぶくれが治っても痛みが続くことがある

ほとんどの人は、皮膚の水ぶくれがかさぶたになって治るころには痛みもおさまります。

しかし、なかには皮膚症状がなくなったあとも痛みがしつこく残ることがあります。これを帯状疱疹後神経痛（PHN）といいます。

帯状疱疹後神経痛は数ヵ月で治ることもありますが、長い人では数年にもおよびます。医学的には、帯状疱疹が発生してから三ヵ月以上痛みが続く場合は帯状疱疹後神経痛と定義されています。

帯状疱疹後神経痛は初期に適切な治療ができなかった人や重症化した人に多く、早期に抗ウイルス薬を服用すれば予防が可能です。

帯状疱疹後神経痛はうずくような痛み

発疹が治っても痛みが続く場合、それまでのするどい痛みが、うずくような痛みに変わることが多いといわれています。

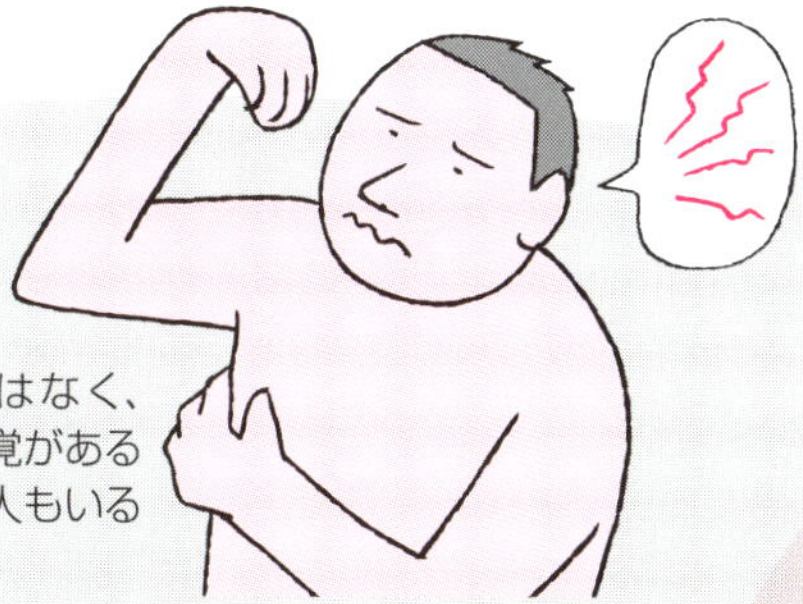

痛みではなく、変な感覚があるという人もいる

帯状疱疹後神経痛の痛み

発疹が出ていないのに「電気が走るような痛み」を感じる

体の奥でなにかが「うずくような痛み」に変わってくる

痛みではなく、「肌になにかがはりついているような」違和感

痛み方が変わっていく

痛むけど触覚がにぶいという人も

帯状疱疹後神経痛の症状として、皮膚の触覚に変化が出る人もいる。痛みを感じているのに、その部分をさわられても感覚がなかったり、その部分の皮膚がしびれていたりする

軽くふれただけで痛い「アロディニア」

アロディニア（異痛症）とは、本来なら痛みを感じない程度の軽い刺激でも激痛を感じる状態のことです。

風が吹いただけでも痛む、服がこすれただけでとび上がるほど痛むなどといわれます。

帯状疱疹後神経痛では神経がダメージを受けているため、アロディニアになることがあります。

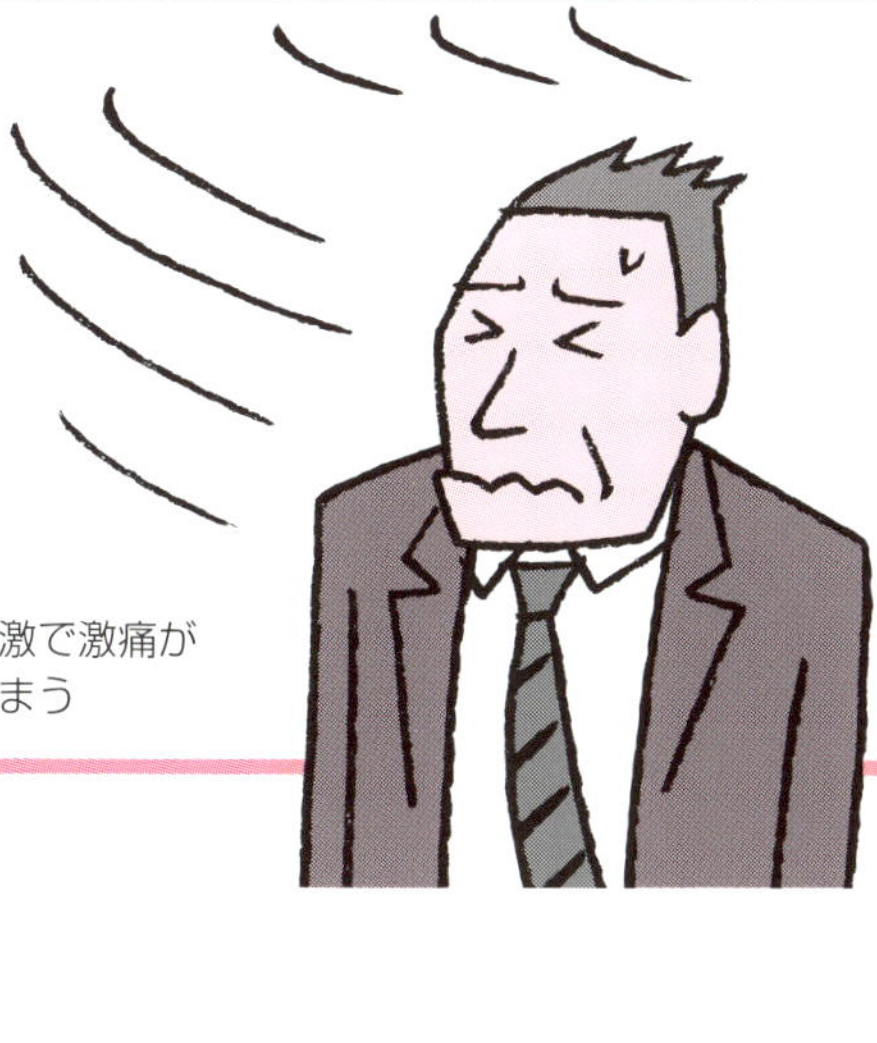

わずかな刺激で激痛が起こってしまう

六〇歳以上では約三〇%が移行する

帯状疱疹になった人がすべて帯状疱疹後神経痛になるわけではありません。ただ、六〇歳以上の人はなりやすいため、早期に発見し、適切な治療で移行を予防することが大切です。

治療後一～二ヵ月たっても痛かったら受診する

帯状疱疹にかかった人のうち、帯状疱疹後神経痛に移行するのは約三～一五%です。六〇歳以上の人が多くを占めています。

帯状疱疹そのものは二〇代でも発症しますが、若い人は治りが早く、痛みがいつまでも続くことはほとんどありません。

六〇歳以上になると帯状疱疹自体の治りも遅く、一ヵ月後でも半数近くの人に痛みが残ります。さらに三ヵ月後で約三〇%、六ヵ月後でも約五%の人に痛みが残るといわれ、高齢になるほど危険度が高まります。治癒から一～二ヵ月たっても痛むときは、すぐに受診することが大切です。

3ヵ月以上痛みが続く

帯状疱疹が発症してから3ヵ月以上痛みが続く場合は、帯状疱疹後神経痛と診断されます。帯状疱疹そのものが治ったのに痛みがまだある人は、神経痛への移行が考えられます。

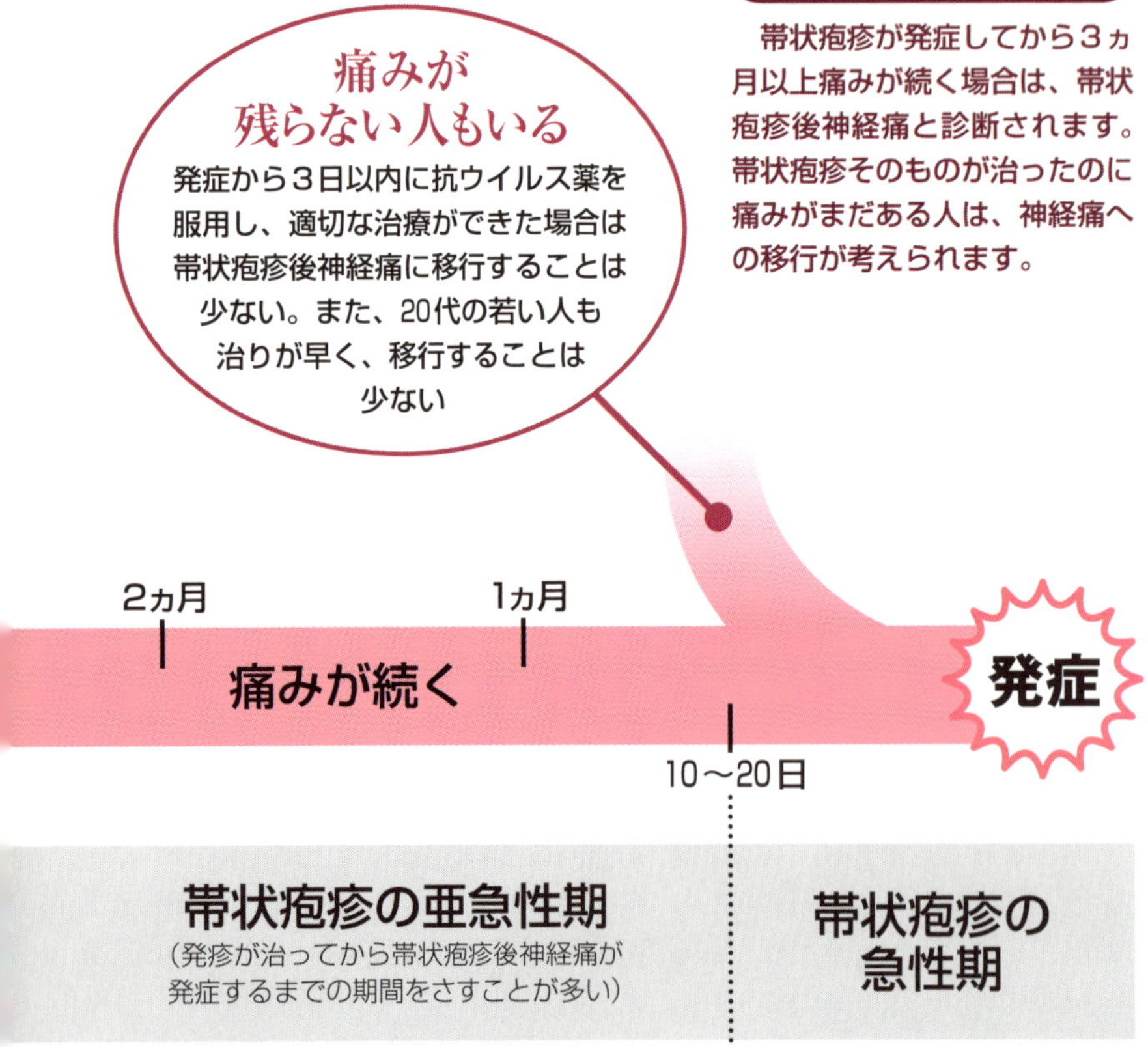
痛みが残らない人もいる
発症から3日以内に抗ウイルス薬を服用し、適切な治療ができた場合は帯状疱疹後神経痛に移行することは少ない。また、20代の若い人も治りが早く、移行することは少ない
発症
10～20日
1ヵ月
2ヵ月
痛みが続く
帯状疱疹の急性期
帯状疱疹の亜急性期
（発疹が治ってから帯状疱疹後神経痛が発症するまでの期間をさすことが多い）

痛みの残り方にも違いがある

帯状疱疹後神経痛に移行した場合でも、軽症と重症では持続期間に大きな差がある。軽い人では３～６ヵ月だが、重い人では５～10年にもおよぶことがある

就寝中は痛みを感じにくい

帯状疱疹は眠っている間にも痛いが、帯状疱疹後神経痛は就寝中やものごとに集中しているときには痛みを感じにくい

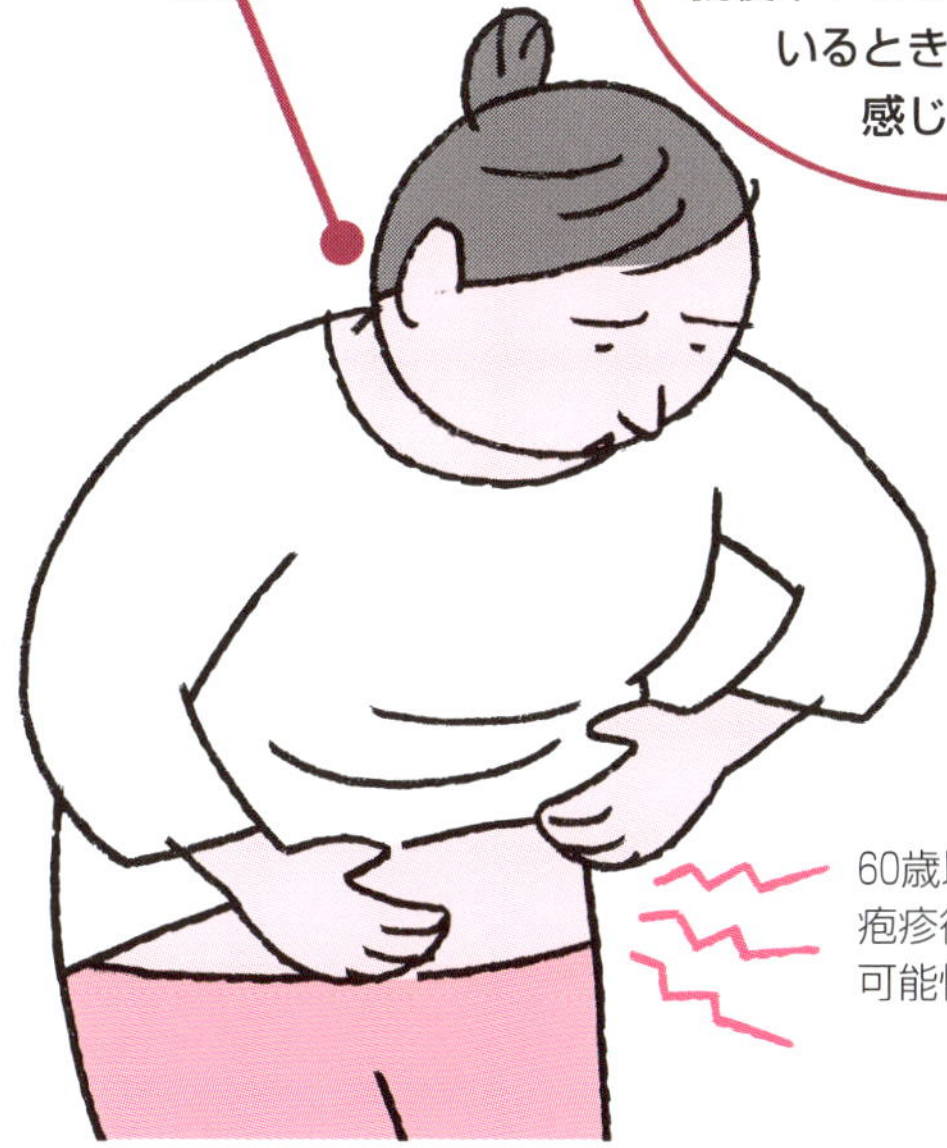

60歳以上の人は帯状疱疹後神経痛になる可能性が高い

帯状疱疹後神経痛の危険因子

- ☑ 高齢（とくに60歳以上）
- ☑ 女性（男性よりもやや多い）
- ☑ 喫煙者
- ☑ はっきりした前駆痛（10ページ参照）がある
- ☑ 皮膚症状が重い

  水ぶくれが大量にでき、広範囲におよんでいる、血疱（血の色をした水ぶくれ）がある
- ☑ 知覚異常がある

  刺激に対する体の反応に異常がみられる。刺激に対して敏感になる場合と鈍感になる場合がある

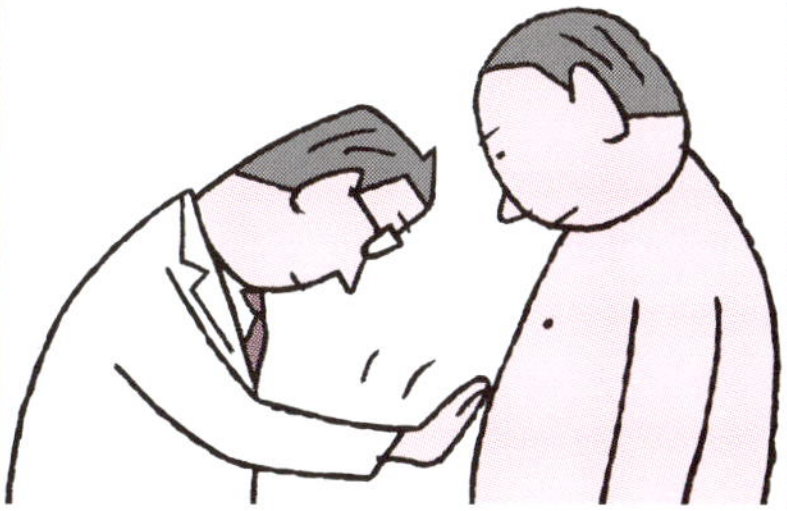

激痛があるとはかぎらない。患部をさわっても感覚がにぶかったり、しびれていたりすることもある

- ☑ 糖尿病や免疫不全の症状がある

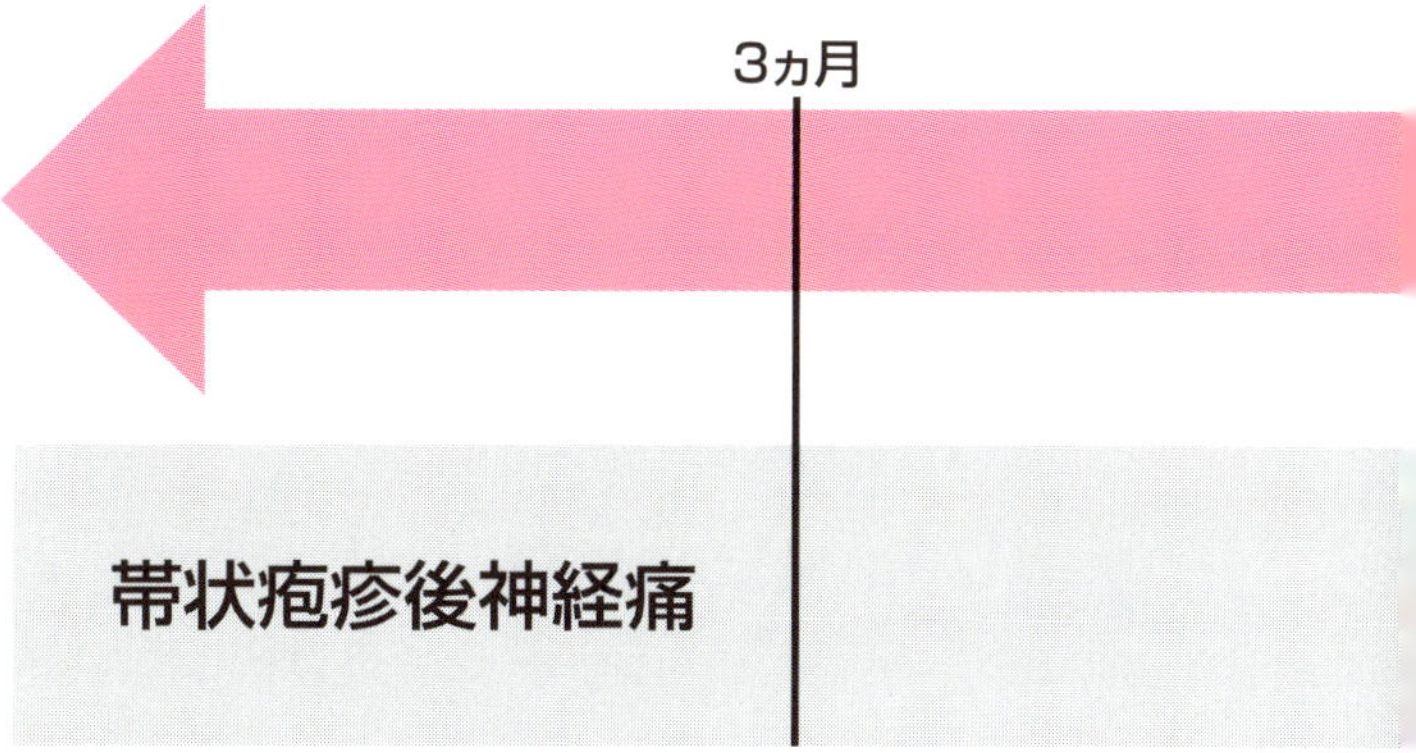

皮膚は治っても、神経が治っていない

帯状疱疹が治ったにもかかわらず、痛みだけが残るのは、痛みを伝える神経そのものが損傷してしまったからです。

帯状疱疹はまだ炎症

帯状疱疹のとき、神経に炎症が起こっていますが、必ずしも神経にひどい損傷が起こっているとは限りません。

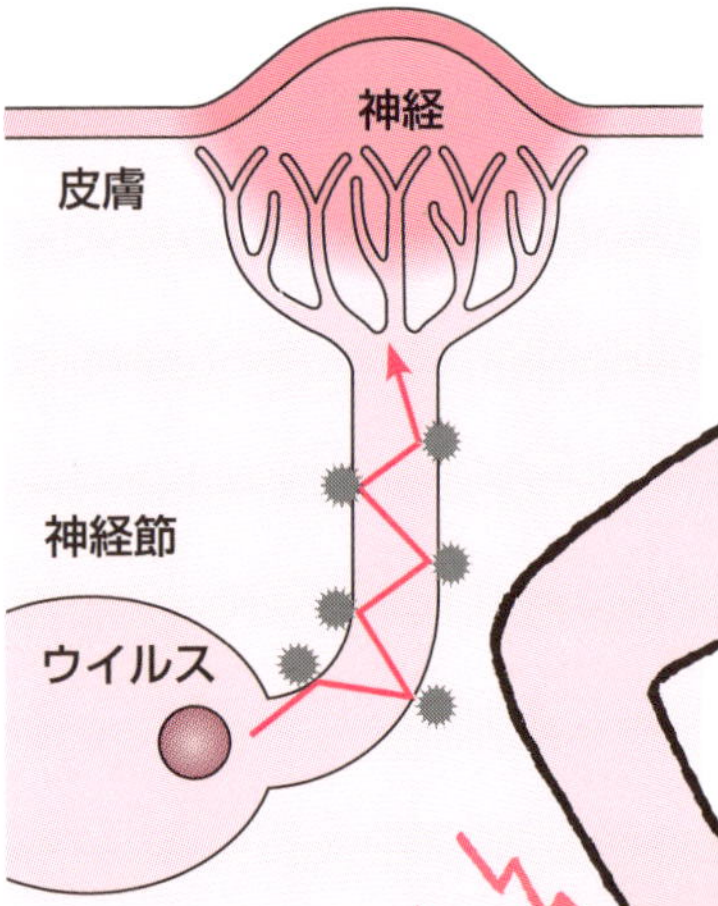

損傷が起こる前に治療したい

炎症の程度は、人によっても時期によっても違う。神経に損傷が起こる前に治療したい

帯状疱疹では炎症によって痛みと発疹が出ている

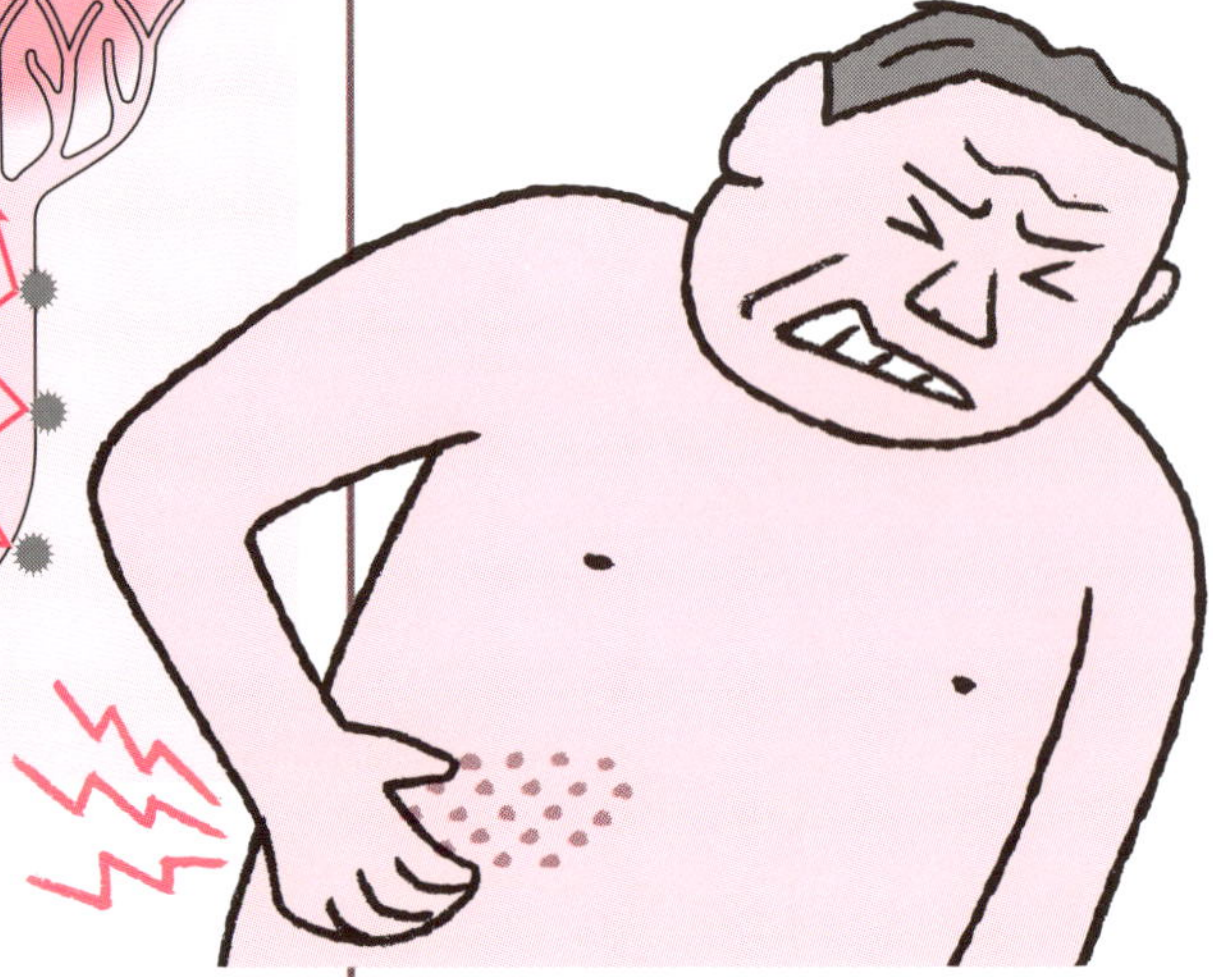

痛みがあっても、神経に損傷が起こっていない場合もある

帯状疱疹とは痛むしくみが違う

帯状疱疹と帯状疱疹後神経痛では、痛むしくみが違います。

帯状疱疹の痛みは、神経の炎症によって引き起こされます。炎症がおさまれば、痛みも消えます。

帯状疱疹後神経痛では、皮膚の症状は起こっていません。しかし帯状疱疹のときの炎症によって、神経が変性しています。神経そのものにダメージがあり、それが痛みのもとになっているのです。

神経の変性や異常は回復しにくいもので、帯状疱疹後神経痛が長引くのはそのためです。

また、なかには神経が破壊されてしまい、痛みではなく知覚の鈍麻が起こる人もいます。

帯状疱疹後神経痛のときの神経

帯状疱疹後神経痛は神経が損傷している

帯状疱疹のときに神経が何度も傷つき、変性してしまうと、のちに帯状疱疹後神経痛が現れます。炎症がおさまって疱疹が治っても、神経が回復しないのです。

皮膚には症状がない

治療や免疫の働きによって炎症がおさまる。帯状疱疹は消え、皮膚は回復する

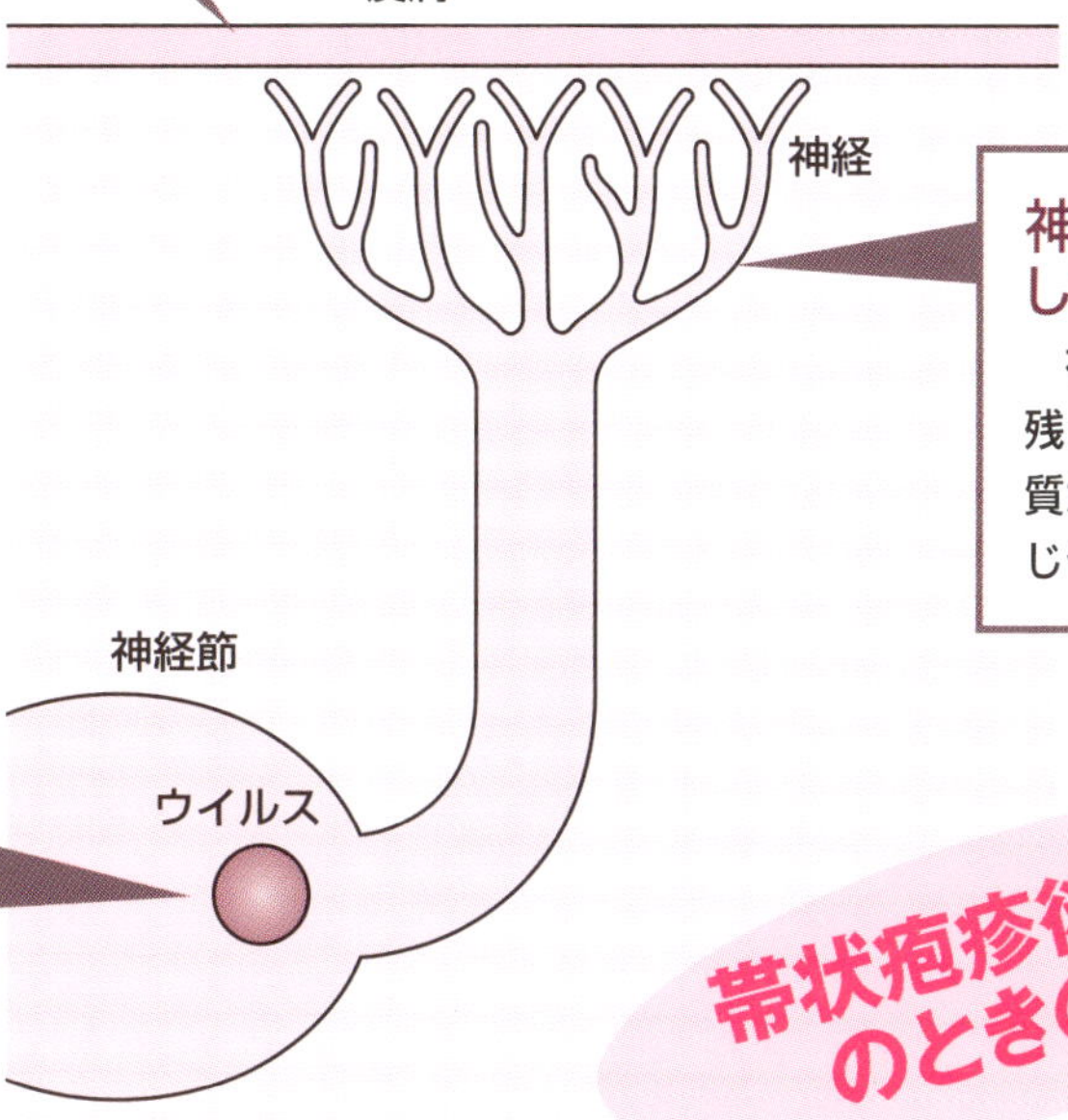

神経は損傷・変性している

神経にはダメージが残っている。神経の性質が変わり、痛みを感じやすくなっている

ウイルスは増殖していない

水ぼうそうのウイルスが完全になくなるわけではないが、増殖や移動は起こっていない

ゲートコントロール機能の異常も一因に

神経には、太い神経と細い神経があります。

太い神経が体の深部の知覚や触覚などの重要な情報を脳に伝えるいっぽう、細い神経には痛みを伝える役割があります。ただ、その痛みの情報をすべて脳に伝えるかどうかは、太い神経が管理しています。これをゲートコントロール機能といいます。

帯状疱疹による神経の損傷は太い神経に起こりやすく、その影響でゲートコントロール機能がきかなくなると、痛みの情報がたえず脳に伝えられることになります。

そのようにして痛みがいつまでも長引くことも、帯状疱疹後神経痛の要因だといわれています。

細い神経が痛みの情報を脳に伝えようとする

↓

太い神経が情報を管理できなくなっている

↓

脳に痛みの情報が伝わりやすくなってしまう

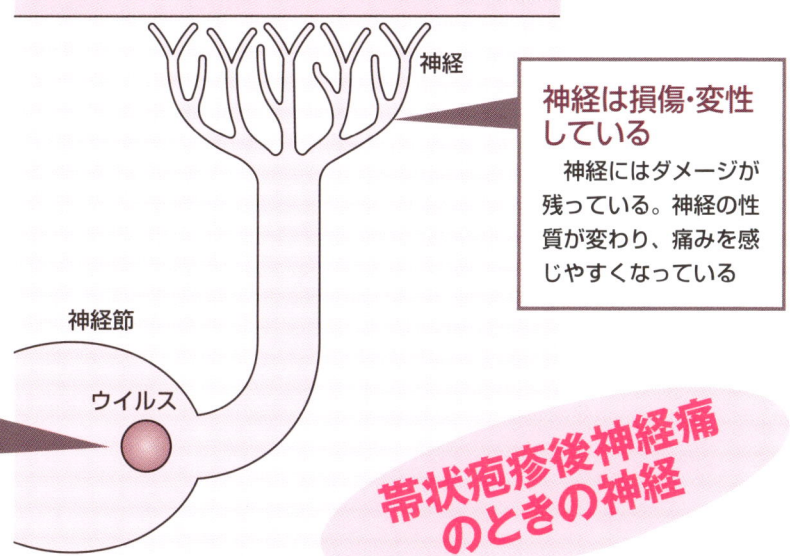

心因性の痛みもある

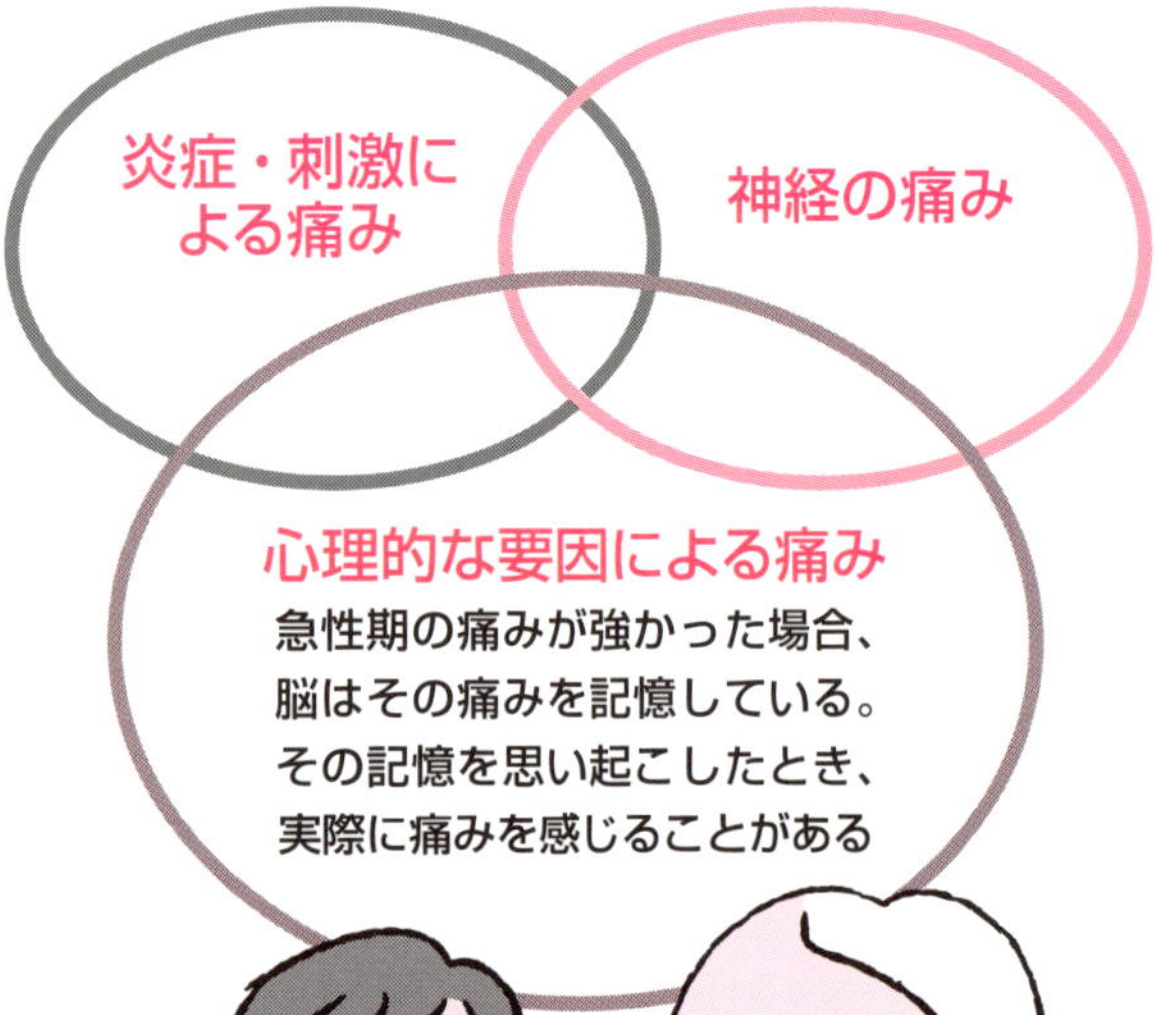
炎症・刺激による痛み
神経の痛み
心理的な要因による痛み
急性期の痛みが強かった場合、
脳はその痛みを記憶している。
その記憶を思い起こしたとき、
実際に痛みを感じることがある

あまりにも痛い思いをすると、のちに思い出してしまう

痛みを、大きく三つに分けて考えることができます。急性期から続く帯状疱疹の炎症や刺激による痛みと神経の痛み、そして心理的な要因です。

心理的な要因とは、いわゆる心因性の痛みで、具体的には「痛みの記憶」によるものです。

帯状疱疹の痛みが非常に強く、患者さんが心底こりるほどの激痛に見舞われた場合、そのつらい痛みが記憶として脳に鮮明に焼きつきます。すると、のちにそれが再現されて本当に痛みを感じるようになるのです。

帯状疱疹の治療中には、できるだけ痛みをおさえて、「痛い」という記憶が脳に残らないようにします。それも、帯状疱疹後神経痛の予防には大切なのです。

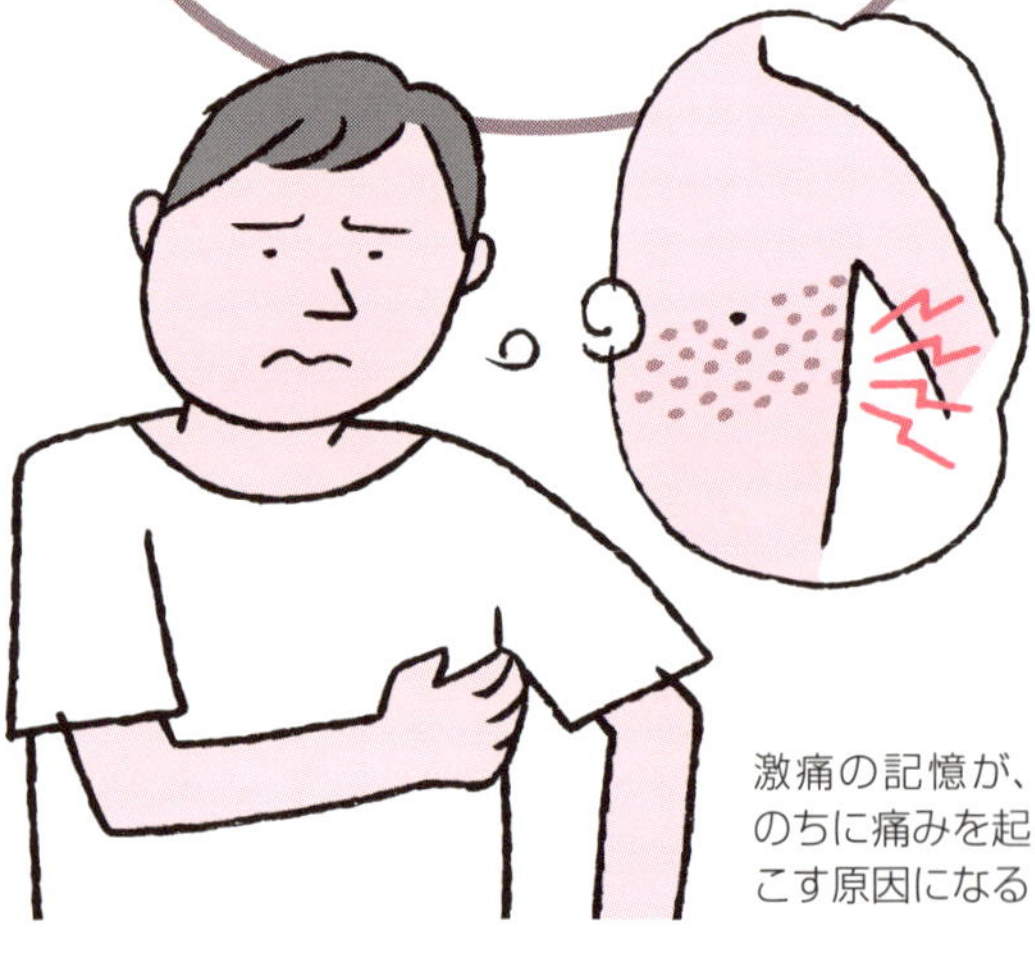

激痛の記憶が、のちに痛みを起こす原因になる

2

帯状疱疹の痛みをとりのぞく治療法

発疹や水ぶくれなど皮膚症状の治療と並行して
欠かせないのが、痛みをとりのぞく治療です。
早く痛みに対処しないと
帯状疱疹後神経痛に移行する危険性が高まるからです。
そのため、抗ウイルス薬や鎮痛薬などで
痛みをとる治療がおこなわれます。

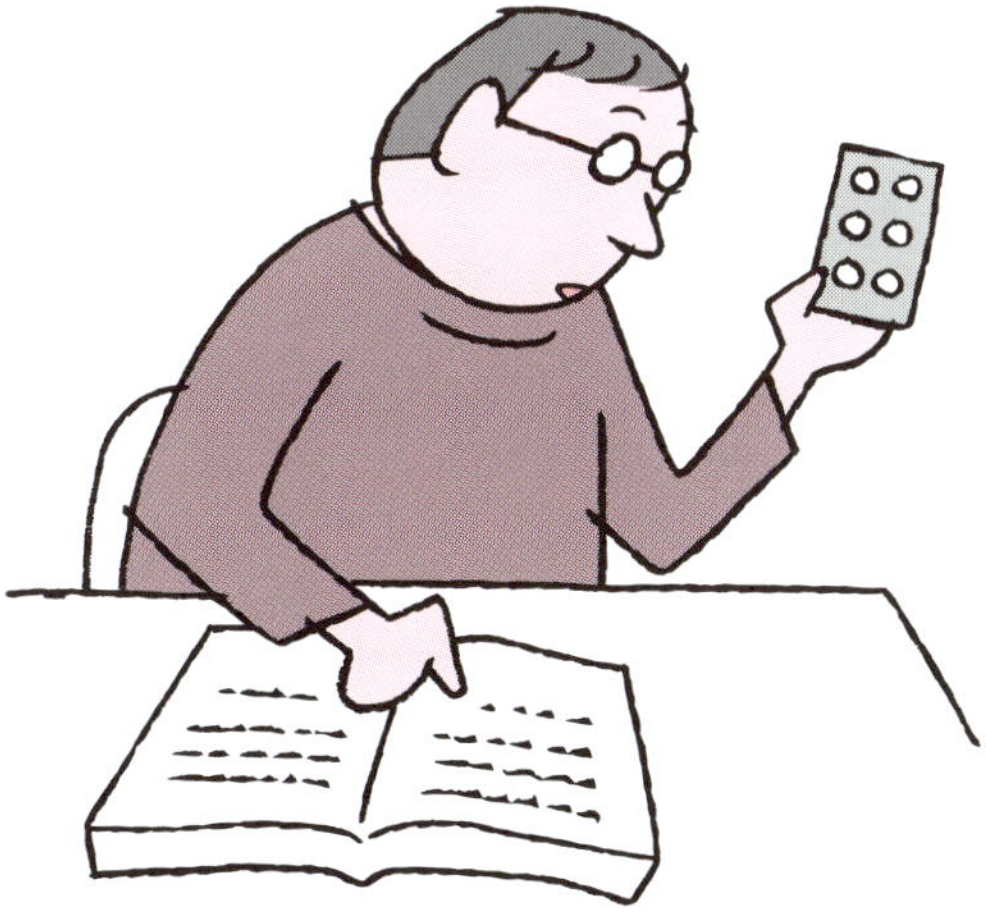

要注意のサイン

体の一部が痛み、続いて発疹がある

体の一部の痛みや疲れ、持病など、帯状疱疹に関わる要因がある場合には、皮膚の変化を注意深く見守り、異常が出たらすぐに受診しましょう。

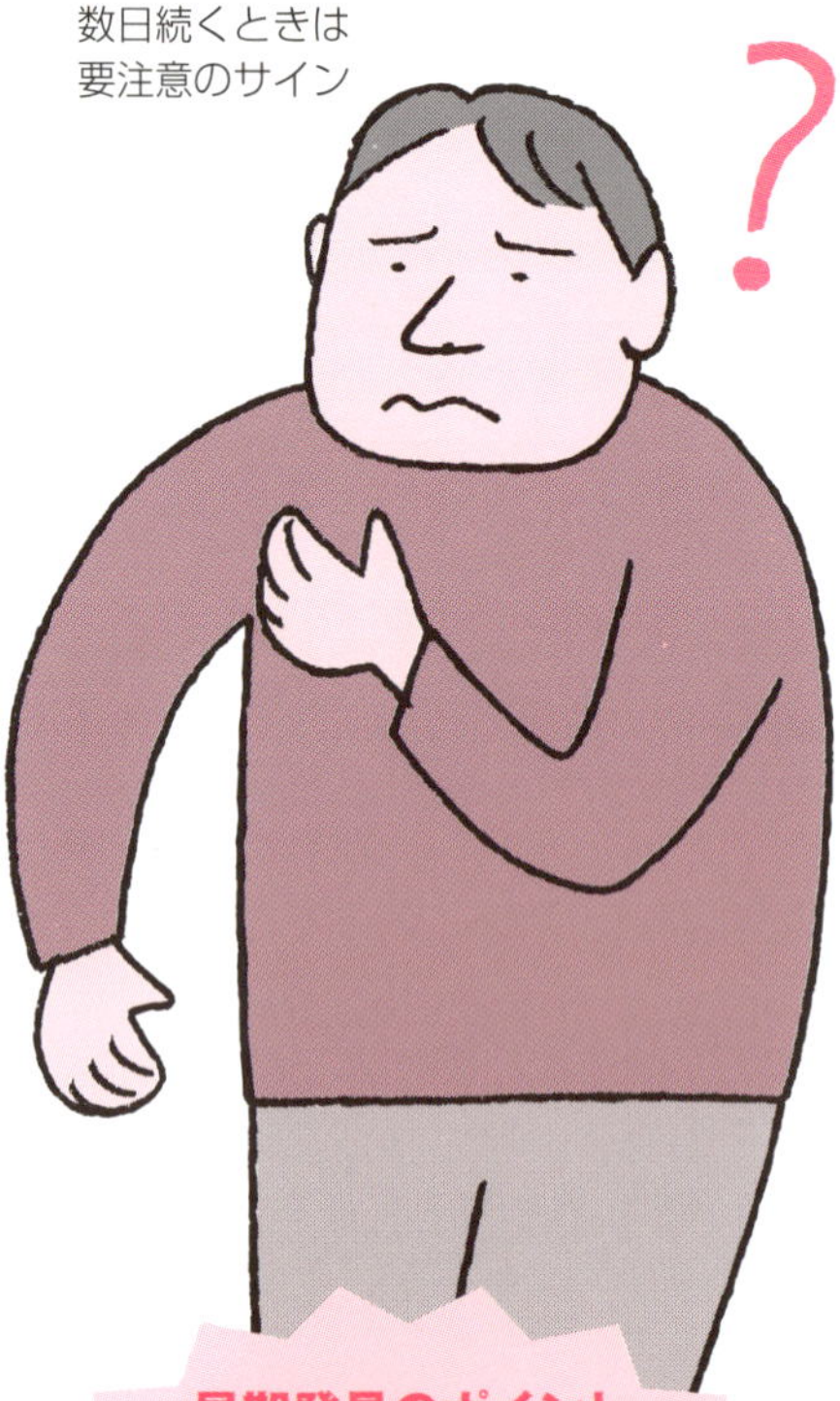
しつこい痛みが
数日続くときは
要注意のサイン

なぜか体の一部だけが痛い

皮膚症状が出る前に前駆痛が出ます。体の一部、左右どちらか片側に痛みが出るのが特徴です。胸や顔などに多いので、これらの部位の痛みが数日間続くときは要注意です。

痛いところに発疹が出たら決定的

痛みだけで皮膚症状がまだないと、診断を確定できない。しかし、痛みがあった部分に赤い小さな発疹が出たら帯状疱疹でほぼ間違いない。発疹に気づいたら、その時点ですぐに受診する

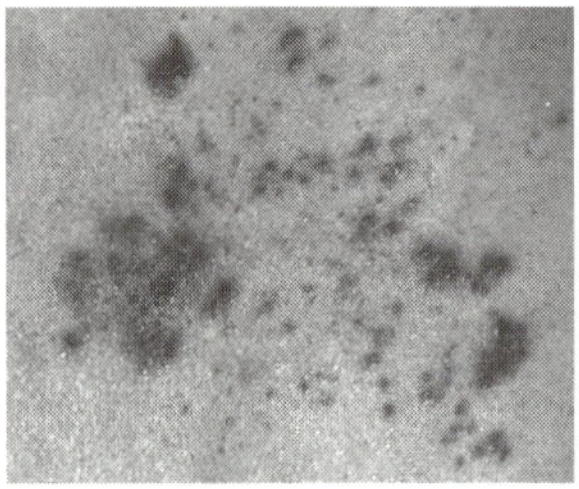

早期発見のポイント

- 体の一部(片側)が痛い
- 赤いブツブツができる

感じ方の一例

痛みの感じ方には個人差がある。痛みは炎症の程度によって異なり、ヒリヒリと熱っぽく感じる人もいれば、体をさくような痛みを感じる人もいる

過労・ストレス・年齢

帯状疱疹の原因である水ぼうそうのウイルスがなぜ増殖するのか、くわしいしくみはわかっていませんが、いくつかの誘因が明らかになっています。なかでも関係が深いと考えられているのが、過労とストレス、年齢（加齢）です。

過労やストレス
若くても発症することがあるのは、多忙による過労やストレスにさらされているため

年齢
体力低下に伴って免疫力が弱くなると発症しやすい。50代以降に増え、60〜70代がピークに

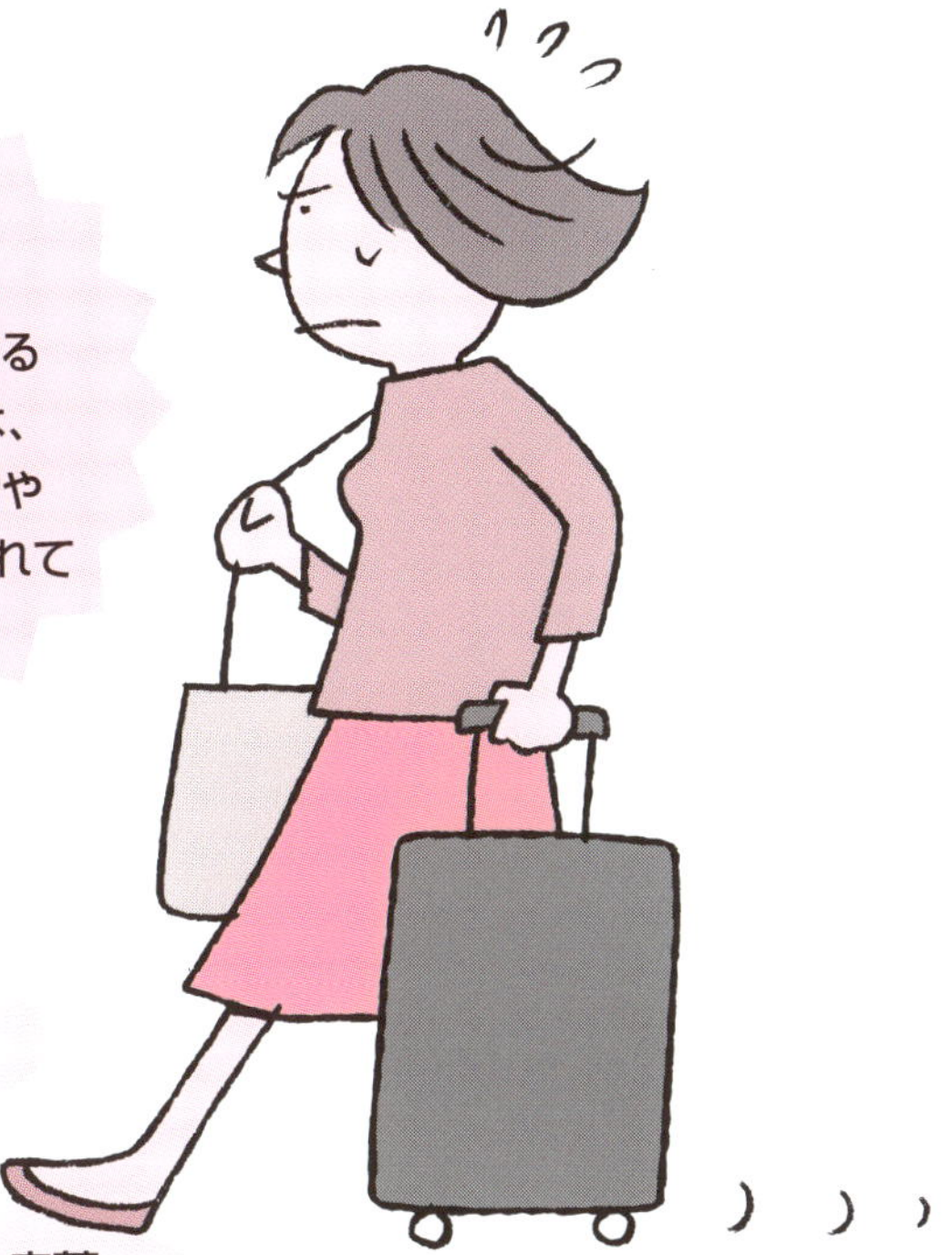

長期の旅行のあとなど、疲れがたまったタイミングで発症することが多い

そのほかの誘因

外傷

放射線照射

ある種の治療薬
（ステロイド薬や免疫抑制薬）

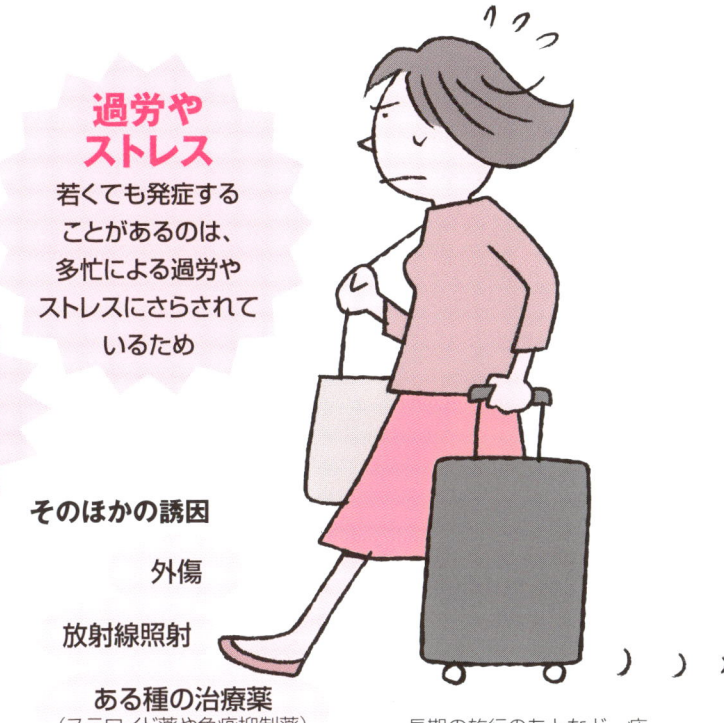

持病がある

持病があって免疫システムに異常が起こると発症しやすくなります。悪性腫瘍《しゅよう》、糖尿病、膠原病などが免疫システムを乱れさせる原因になります。また、帯状疱疹によってこれらの病気が発見されることもあります。

▼帯状疱疹の人の基礎疾患

最大の要因は疲労だが、アトピー性皮膚炎、悪性腫瘍などの病気も関わる

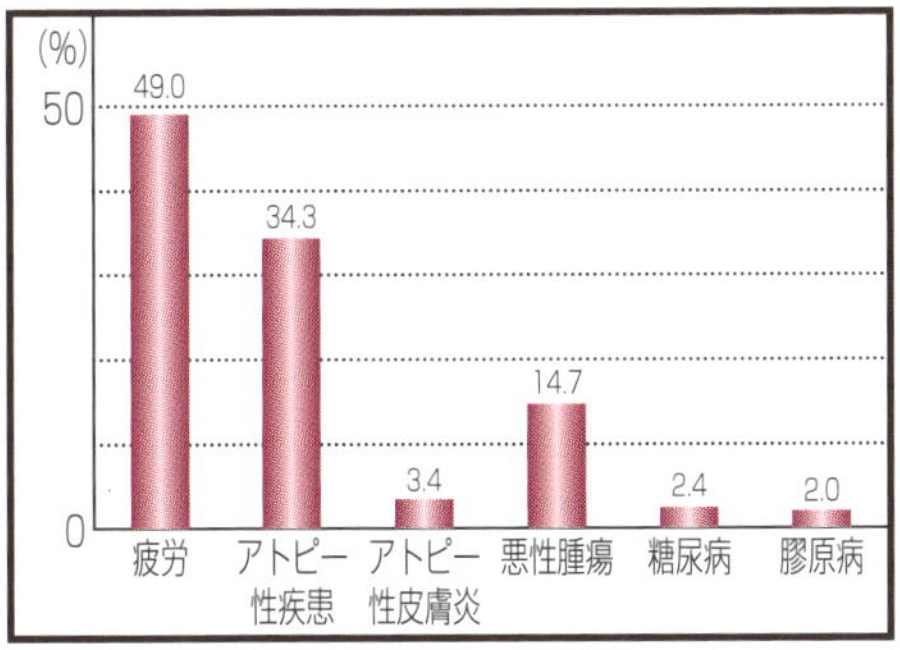

（東京慈恵会医科大学皮膚科の統計より）

女性のほうがわずかにかかりやすい

帯状疱疹はとくに過労やストレスが続き、体力が低下していると発症しやすいものです。心身の疲労が強いときに体の一部に痛みが出て消えない場合は要注意のサインと考えましょう。

なお、女性にやや多いことがわかっています。また、五〇代以降に増えますが、二〇〜三〇代での発症もあり、若いから大丈夫と過信してはいけません。

受診の仕方①

自己判断せずに迷ったら皮膚科へ

発疹や水ぶくれが出る前から痛みがあるため、何科を受診すればよいのか迷うかもしれません。帯状疱疹の治療は皮膚科が最適なので、迷ったら皮膚科を受診しましょう。

基本的には皮膚科へ

痛みや発疹があり、帯状疱疹の疑いをもったときには、皮膚科を受診しましょう。皮膚症状や帯状疱疹の経過を、バランスよくみてもらえます。症状の経過によっては、ペインクリニックや眼科、耳鼻科などを紹介されることもあります。

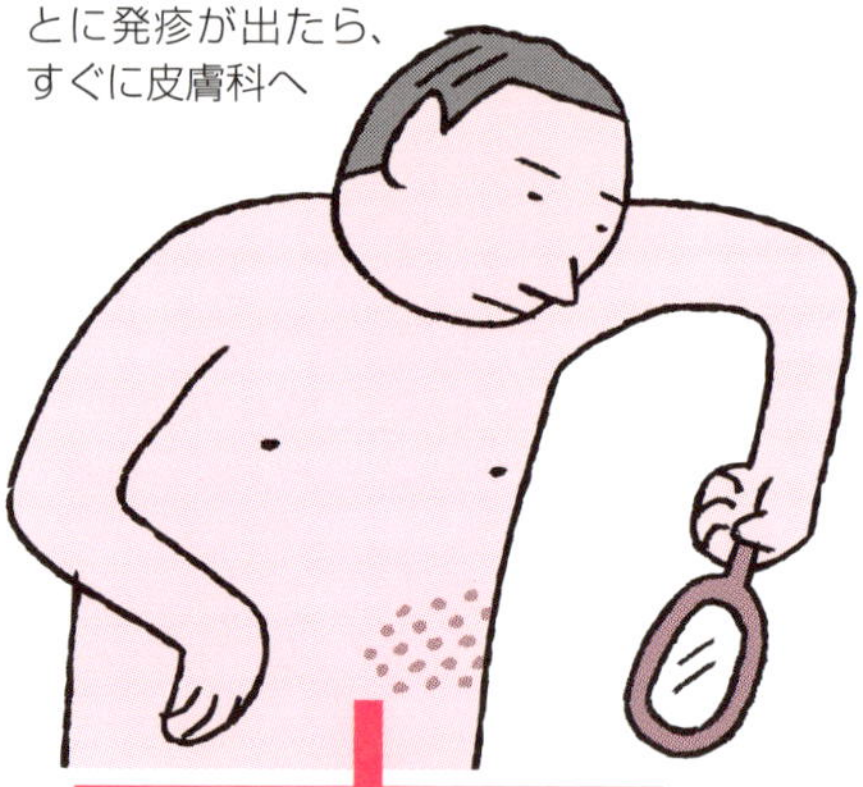

痛みが数日続いたあとに発疹が出たら、すぐに皮膚科へ

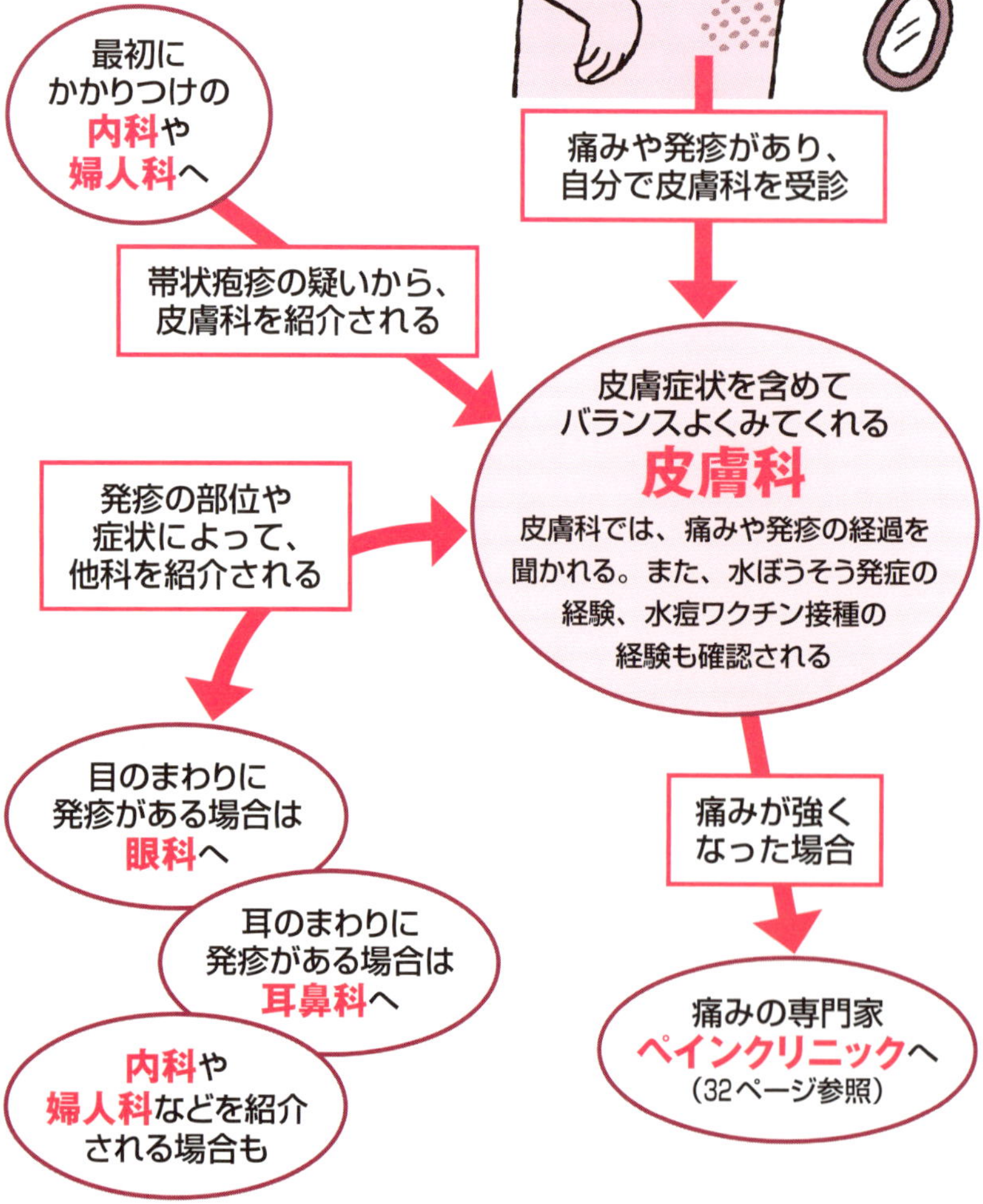

痛みや発疹があり、自分で皮膚科を受診
最初にかかりつけの内科や婦人科へ
帯状疱疹の疑いから、皮膚科を紹介される
皮膚症状を含めてバランスよくみてくれる
皮膚科
皮膚科では、痛みや発疹の経過を聞かれる。また、水ぼうそう発症の経験、水痘ワクチン接種の経験も確認される
発疹の部位や症状によって、他科を紹介される
目のまわりに発疹がある場合は眼科へ
耳のまわりに発疹がある場合は耳鼻科へ
内科や婦人科などを紹介される場合も
痛みが強くなった場合
痛みの専門家ペインクリニックへ
(32ページ参照)

通院期間は症状によって異なる

帯状疱疹は、早期に適切な治療を受ければ、早い人では10日ほどでおさまる病気です。しかし発疹や痛みの程度によっては、長引く人もいます。通院期間は、症状によって大きく異なります。

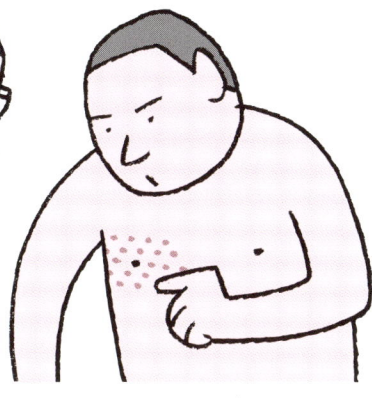

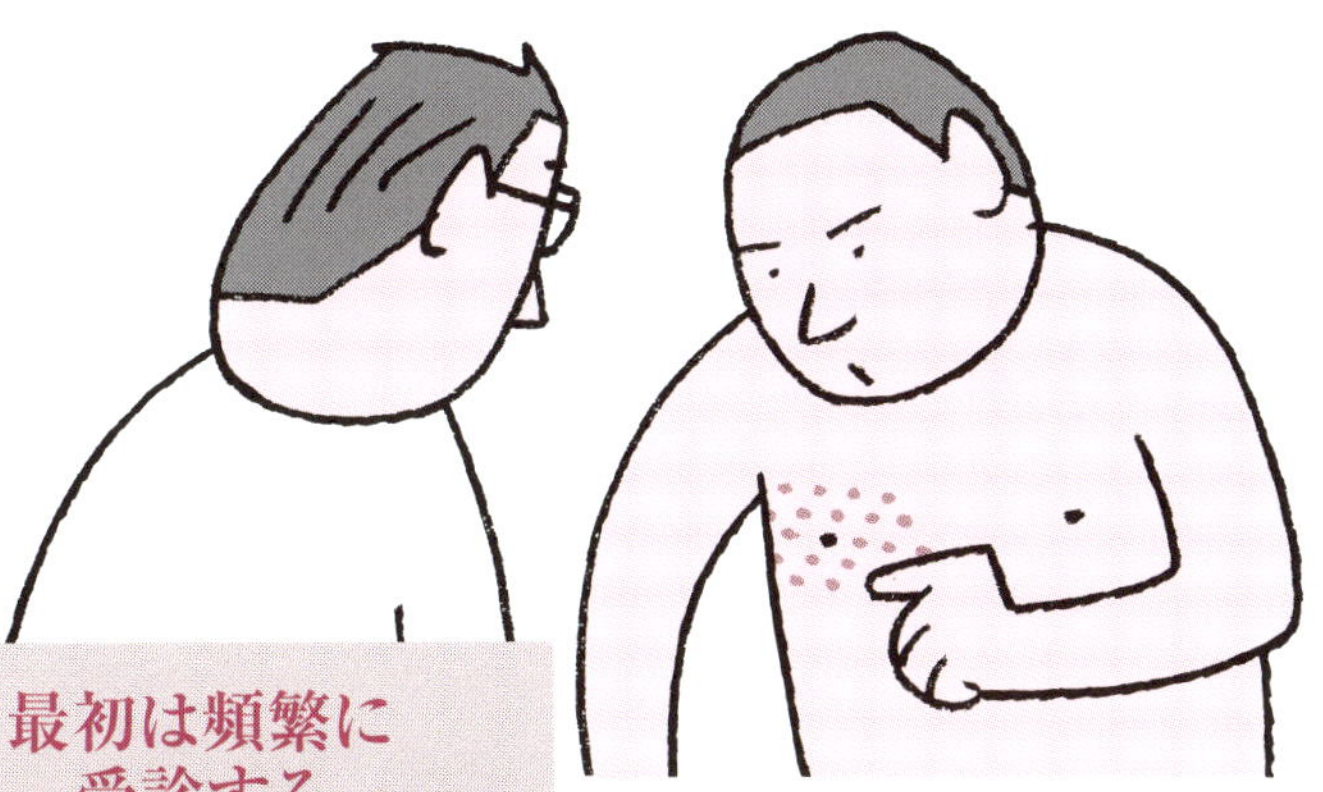

早く治療を開始すれば、治りも早い

最初は頻繁に受診する

発疹が出ていて、痛みが強い期間は、医師に経過をよくみてもらう。薬物療法を受け、後遺症の発生を防ぐ

発疹と痛みが治った場合

経過がよい人は、10日ほどで発疹と痛みがおさまってくる。症状が消えれば通院は完了。その後1～2ヵ月間、再発がなければ、ひとまず安心

痛みがなくならない場合

治療によって一度おさまった痛みが再発した場合や、痛みがなかなかとれない場合には、帯状疱疹後神経痛の疑いがある。発疹が治っていても通院を続け、医師に経過をみてもらう

重症の場合は入院も

発疹や水ぶくれが広範囲にわたっているときや、痛みがはげしいときなど、重症の場合は入院して治療することもある（46～49ページ参照）

治療

基本的な治療

抗ウイルス薬（36ページ参照）	鎮痛薬（38ページ参照）

症状によって使いわけるもの

ステロイド薬 オピオイド鎮痛薬（39ページ参照）	抗うつ薬 抗菌薬など（40～41ページ参照）

皮膚科が専門とする病気

帯状疱疹の痛みは腹痛や胸の痛み、頭痛、神経痛とまぎらわしく、最初に内科や婦人科、整形外科を受診する人もいます。

しかし、帯状疱疹を専門としているのは皮膚科です。痛みに続いて発疹や水ぶくれが出たら帯状疱疹の可能性が高いので、皮膚科を受診しましょう。

皮膚科では、帯状疱疹以外の皮膚症状との違いをみてもらえるため、適切な診断が得られます。

受診の仕方②

痛みをとるならペインクリニックもよい

患者さんのなかには強い痛みに悩まされる人もいます。この場合は、痛みをとる治療を得意とするペインクリニックにかかるのもひとつの方法です。

痛みの治療が受けられる

帯状疱疹の痛みをがまんしたり放置したりすると、神経が傷ついて変性し、帯状疱疹後神経痛に移行するおそれがあります。痛みが強いときには痛みの専門治療を受けることが効果的です。

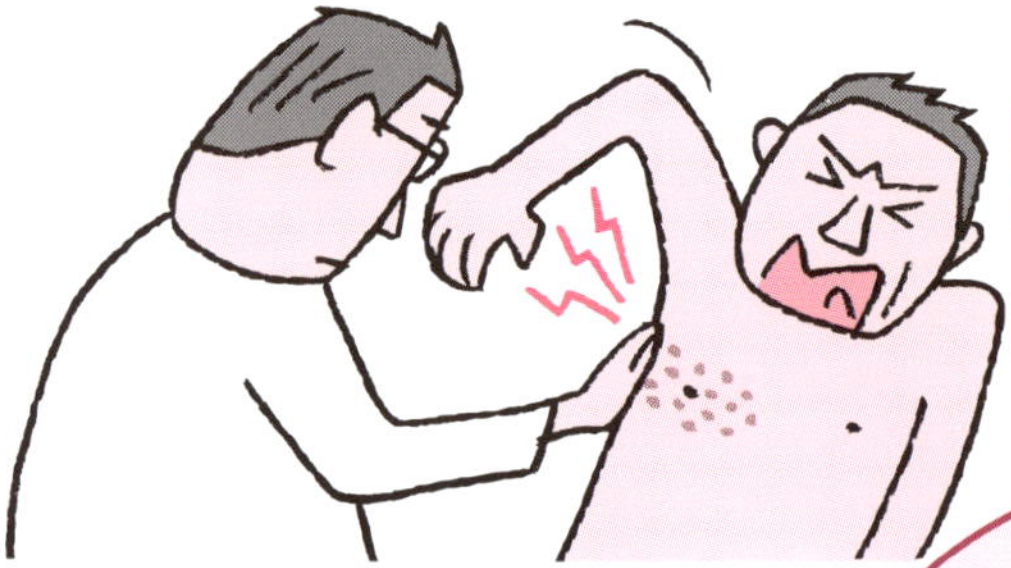

わずかな刺激でも強い痛みを感じるときには、ペインクリニックを受診するのもよい

皮膚科で診断を受け、治療スタート

↓

はげしい痛みがある

痛みがなかなかとれない

↓

痛みをとる専門家
ペインクリニックへ
痛みをやわらげることを専門としている医療機関や診療科。患者さんから痛みの強さや痛む部位などを聞いて、治療をおこなう

麻酔科や**痛み外来**にも、痛みをとる専門家がいる

ペインクリニックの探し方

皮膚科の主治医に紹介してもらう。自分で「日本ペインクリニック学会」のホームページをみて、近隣の医師を探すこともできる

ペインクリニックは主に痛みの治療にあたるが、帯状疱疹への対応は医師によって異なる。事前に問い合わせをしたほうがよい

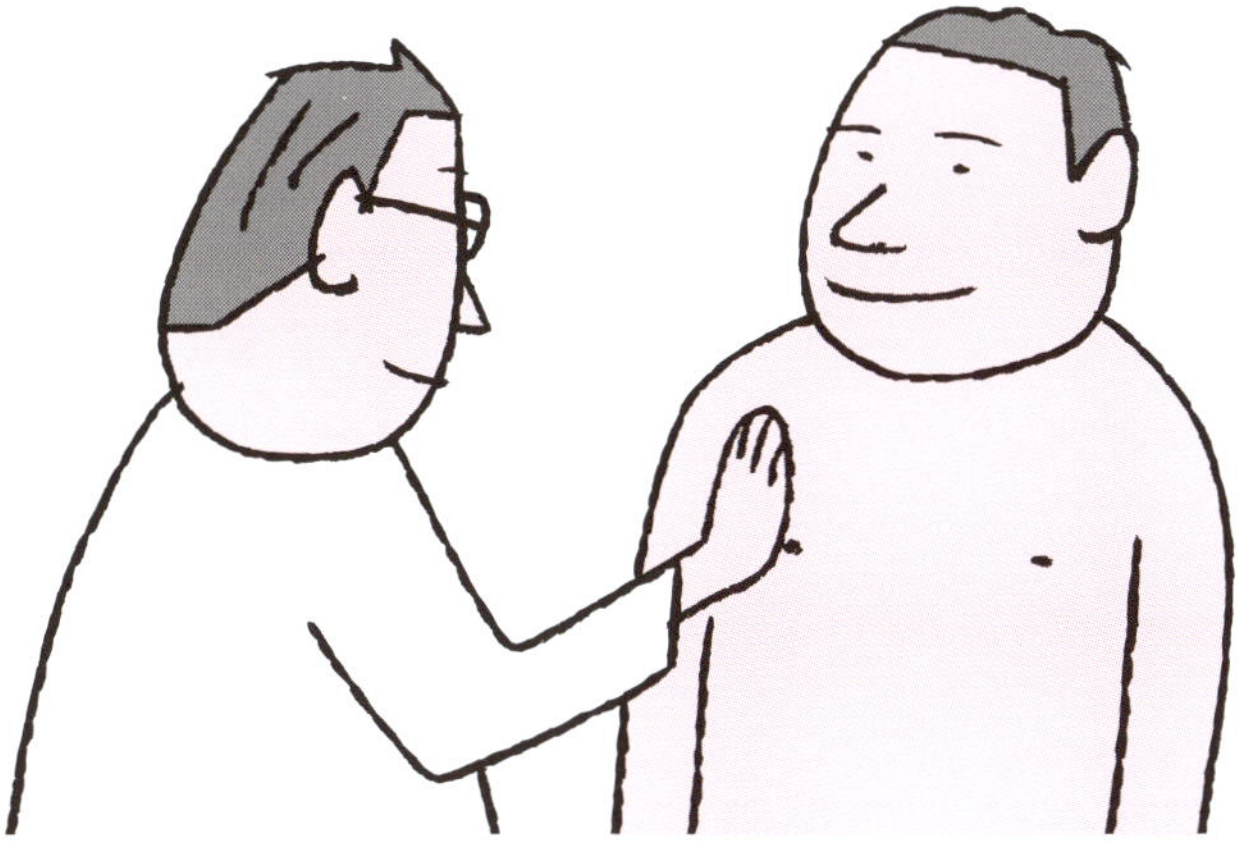

はげしい痛みも専門的な治療によってやわらぐ

通院期間は痛みがとれるまで

痛みの程度によって、通院の期間や頻度は異なります。発症直後ではげしい痛みがあるときには、連日受診して治療を受けたり、入院治療を受けたりすることもあります。痛みがとれてきたら、ひとまず治療は完了です。

痛いときに受診する

通常の治療では痛みがとれないとき、痛みが強いときにペインクリニックを受診する。人によって受診の頻度は異なる

痛みがとれれば完了

治療によって痛みがとれてくれば、通院は完了。1～2ヵ月間様子をみて、再発がなければ治癒したと考えられる

痛みが続けば治療も継続

痛みがとれない場合には、発疹がおさまっても通院を続ける。そのまま帯状疱疹後神経痛の治療に移行する場合もある

神経ブロックをおこなっている

帯状疱疹では痛みが強くなることがあるため、皮膚科で鎮痛薬を処方されます。しかし、それでもよくならないときもあります。

そのようなときに、ペインクリニックを紹介されます。神経ブロックなど、痛みの専門治療を受けることができます。

痛みに悩んでいる人は、皮膚科とあわせてペインクリニックも利用してみるとよいでしょう。

治療

基本的な治療

抗ウイルス薬（36ページ参照）	鎮痛薬（38ページ参照）

痛みが強いときの治療

神経ブロック
（42～45ページ参照）

ひとめでわかる

帯状疱疹の治療の流れ

自分がどの段階にいるかわかっていれば安心

帯状疱疹は、症状が変化する病気です。基本的には痛みと発疹からはじまりますが、その後の経過はさまざまに分かれます。

早期に治療を受けて症状が早くおさまる人もいれば、痛みが強くなる人や、皮膚の症状が悪化してしまう人もいます。痛みが残って帯状疱疹後神経痛が現れるのも、ひとつの経過です。

帯状疱疹の治療法

発疹や痛みで帯状疱疹だとわかった

抗ウイルス薬の服用をすぐに開始。ウイルスの活動をおさえて根本的な治療をめざす。痛みには鎮痛薬としてアセトアミノフェンを使う

抗ウイルス薬（36ページ参照）

鎮痛薬（38ページ参照）

痛みが強い、おさまらない

痛みが強いときにはアセトアミノフェンではなく、ステロイド薬を使うこともある。重症例には初期から神経ブロックをおこなう場合もある

ステロイド薬（39ページ参照）

神経ブロック（42～45ページ参照）

皮膚症状が悪化した

抗ウイルス薬だけでは皮膚症状がおさまらないときには、抗菌薬などのぬり薬を使う

抗菌薬や**皮膚潰瘍治療薬**など各種の薬（41ページ参照）

それぞれの経過によって、治療の内容は変わってきます。自分がどのような段階にいるのか、主治医に聞いてみましょう。自分の状態がわかれば、どのような治療にも安心してのぞめます。

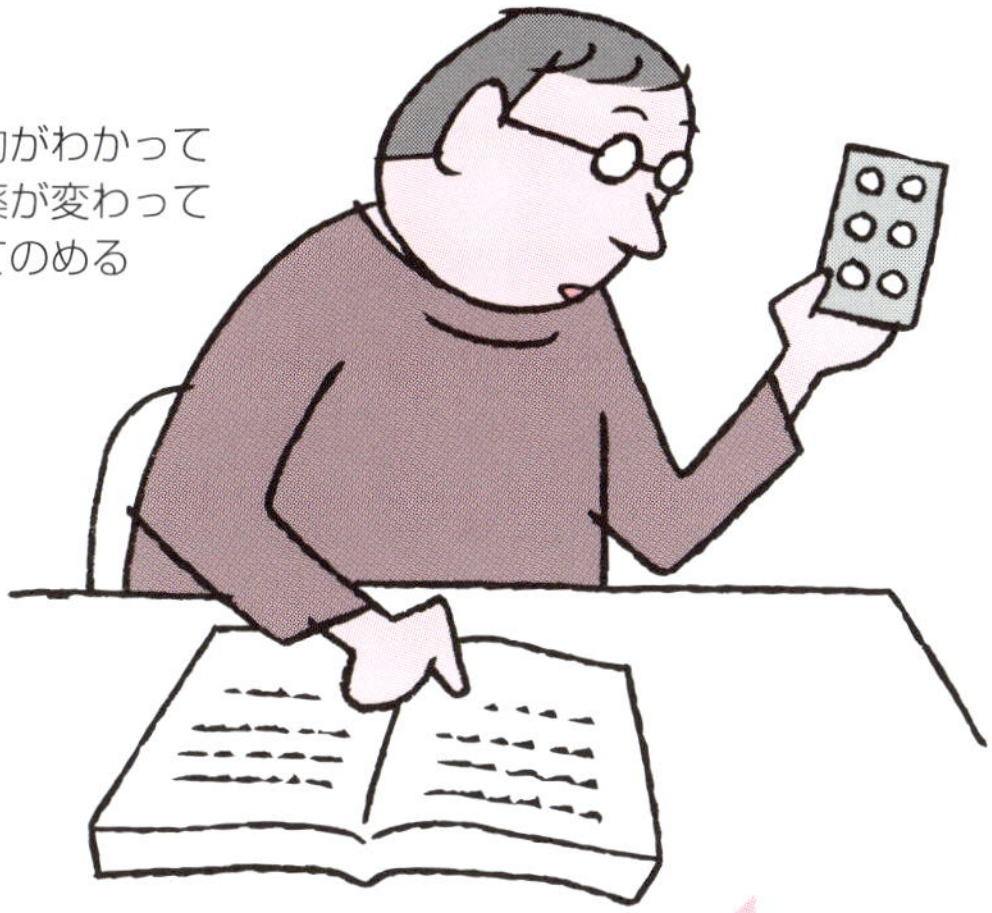
治療の目的がわかっていれば、薬が変わっても安心してのめる

帯状疱疹後神経痛の治療法

痛みがなかなかとれない

さまざまな治療をしても痛みが解消しないときには、抗うつ薬などの薬を使ったりする。帯状疱疹後神経痛の治療法と同様の方法になってくる

抗うつ薬や**プレガバリン**、**オピオイド鎮痛薬**などの薬（54～59ページ参照）

神経ブロック（42～45ページ参照）

痛みが残り、帯状疱疹後神経痛だとわかった

皮膚症状が治ったあとにも痛みが残り、発症から３ヵ月たっても解消しない場合、帯状疱疹後神経痛の治療に移行する

抗うつ薬や**プレガバリン**、**オピオイド鎮痛薬**などの薬（54～59ページ参照）

神経ブロック（42～45ページ参照）

低出力レーザーや**漢方薬**などの各種治療（60～61ページ参照）

ここで紹介している症状の経過と各種治療法は目安です。場合によって、治療法の順序や組み合わせが変わることもあります。くわしいことは、主治医に聞いてみましょう。

薬物療法①

できるかぎり早く抗ウイルス薬をのむ

帯状疱疹だと診断が確定したらすぐに抗ウイルス薬が処方されます。原因の水ぼうそうのウイルスが増えるのを防ぐ働きがあり、治療には欠かせない薬です。

診断が出て最初に処方される薬

皮膚科などを受診して、帯状疱疹の診断が確定すると、最初に抗ウイルス薬が処方されます。

帯状疱疹は、水ぼうそうのウイルスが増殖し、暴れることによって起こる病気です。そのウイルスの活動そのものをおさえこむのが、抗ウイルス薬です。この薬が薬物療法の中心となります。

薬によってウイルスの増殖が止まり、神経の炎症がおさまれば、炎症によって起こっていた皮膚症状や痛みはやわらぎます。

炎症を早くおさえることができた場合には、神経の損傷はありません。帯状疱疹後神経痛に移行せず、帯状疱疹は完治します。

ウイルスの増殖を止める薬

帯状疱疹では神経節に潜んでいた水ぼうそうのウイルスが増殖しながら移動していきます（18ページ参照）。抗ウイルス薬は水ぼうそうのウイルスの増殖や活動をおさえる効果があります。

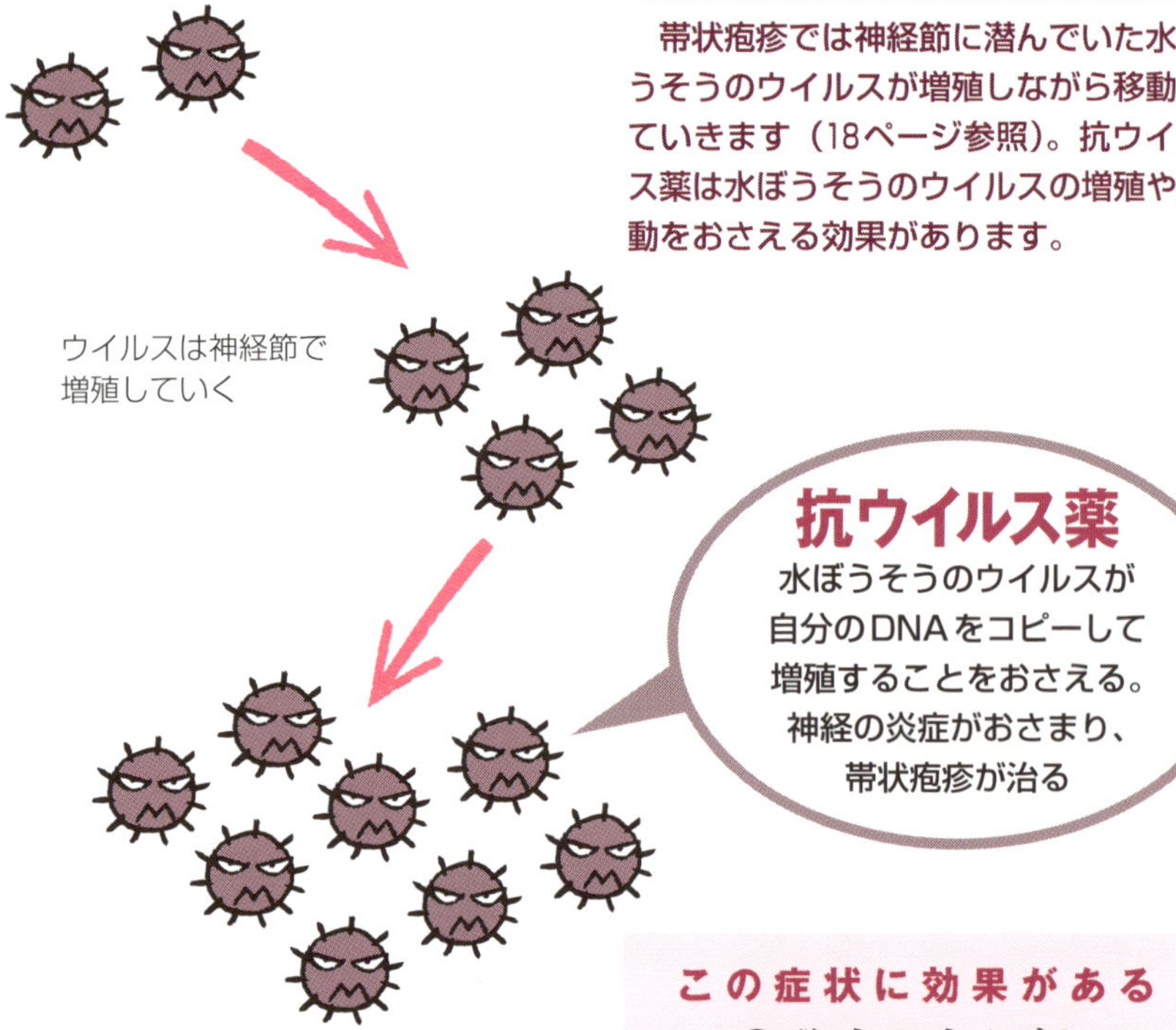
ウイルスは神経節で増殖していく
抗ウイルス薬
水ぼうそうのウイルスが自分のDNAをコピーして増殖することをおさえる。神経の炎症がおさまり、帯状疱疹が治る

この症状に効果がある
- 発疹や水ぶくれ
- 帯状疱疹の痛み

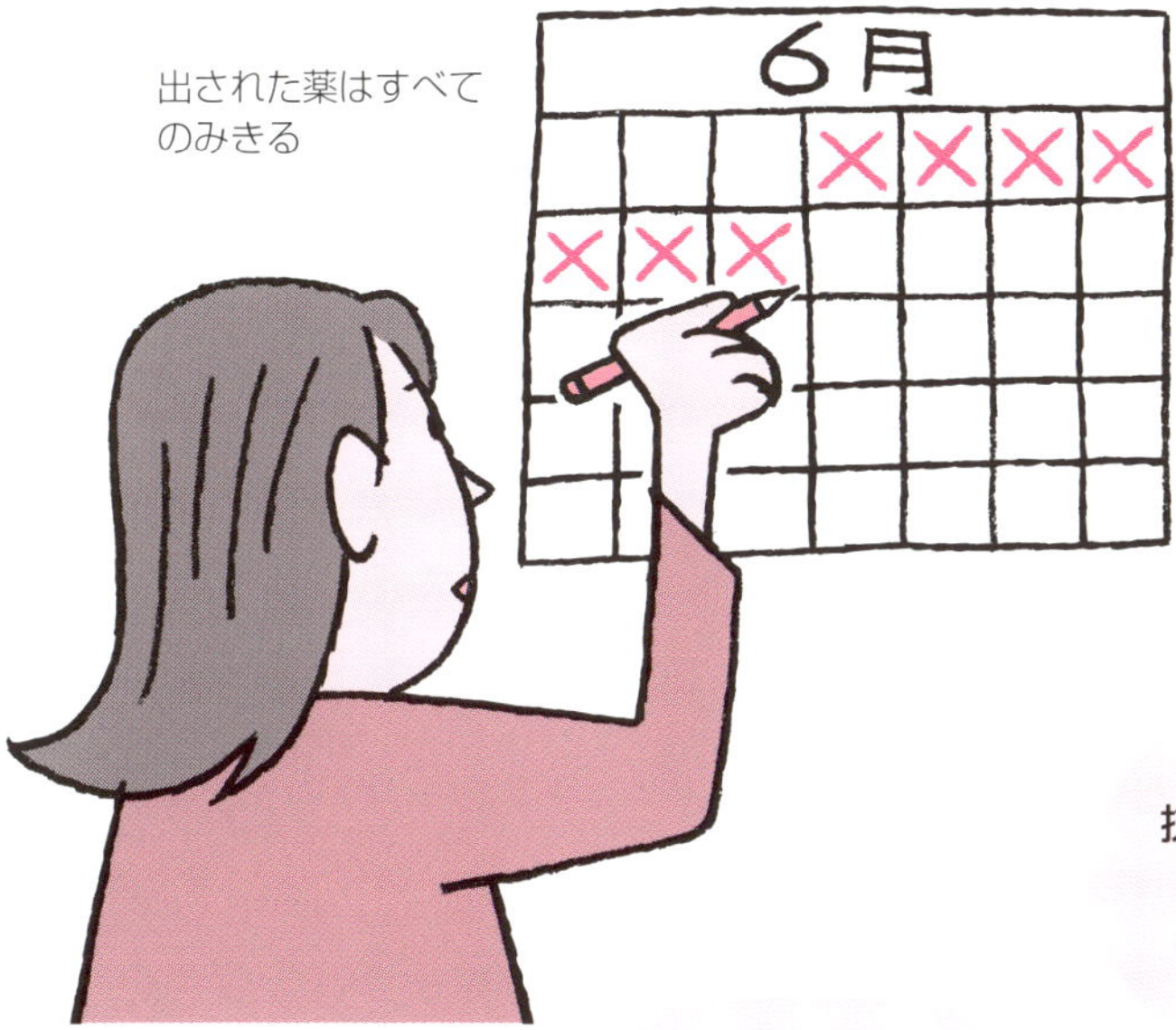

出された薬はすべてのみきる

症状にかかわらず、のみきる

抗ウイルス薬は効果が出るのに時間がかかることがありますが、効かないと思って勝手に服用をやめると効果が得られないだけでなく、悪化の原因になります。基本的には7日分処方されるので、医師の指示を守ってのみきることが大切です。

早くのんだほうがよい

抗ウイルス薬は発症からできるだけ早く服用したほうが、皮膚症状や痛みが軽くてすむ。薬局や病院で薬を受けとったら、すぐに服用するとよい

のみきることにも意味がある

症状が軽くなっても途中でやめず、処方された薬をすべてのみきることでウイルスの活動を徹底しておさえこめる。それによって後遺症への移行も少なくなる

▼主な抗ウイルス薬

一般名	商品名・服用回数など
アシクロビル	商品名はゾビラックスなど。胃腸での消化吸収があまりよくないため、1日5回の服用が必要。重症の人には静脈注射で用いられることもある
バラシクロビル	商品名はバルトレックスなど。胃腸での消化吸収がよく、1日3回の服用ですむ
ファムシクロビル	商品名はファムビルなど。作用の持続時間が長い。また、錠剤が小粒で服用しやすい。そのため、高齢者に適している。1日3回服用する
アメナメビル	商品名はアメナリーフ。腎機能に応じた使用量の調節が不要で、腎機能の悪い人にも使える。1回2錠を1日1回服用する

アシクロビル、バシクロビル、ファムシクロビルは、腎機能に応じて使用量の調節が必要（P50参照）

薬物療法②

鎮痛薬で痛みをやわらげ後遺症を防ぐ

抗ウイルス薬による治療と同時に、もうひとつ重要なのが痛みをとる治療です。後遺症の帯状疱疹後神経痛に移行させないために、できるだけ痛みをおさえることが重要だからです。

プロスタグランジンをおさえる

19ページで、プロスタグランジンという物質が帯状疱疹の痛みを強くすることを解説しました。鎮痛薬には、この物質の働きをおさえて、痛みをやわらげるものがあります。

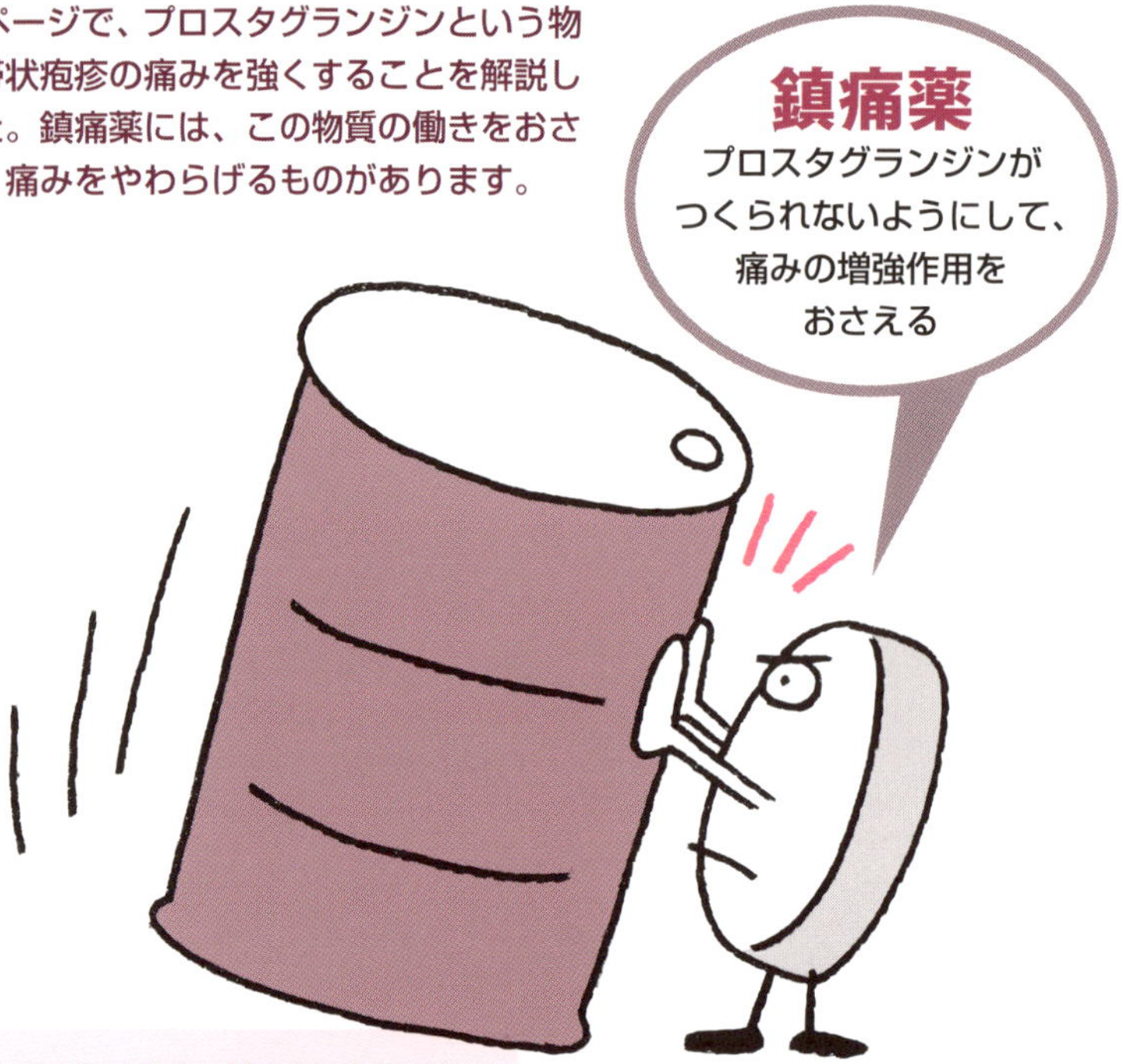
鎮痛薬
プロスタグランジンがつくられないようにして、痛みの増強作用をおさえる

炎に油をかけるようにして痛みを増強する物質、プロスタグランジンをおさえる

この症状に効果がある

●帯状疱疹の痛み

抗ウイルス薬とあわせて使う

鎮痛薬は痛みをしずめる薬で、帯状疱疹の原因であるウイルスの増殖を止める作用はもっていません。そのため、鎮痛薬を使うときには、基本的に抗ウイルス薬もあわせて使います。抗ウイルス薬で根本治療をおこなうとともに、鎮痛薬で症状をおさえるわけです。

痛みをしずめると、神経の興奮がおさまって血管が広がり、血流がよくなるという変化も現れます。すると、抗ウイルス薬など、鎮痛薬以外の薬が作用しやすくなり、治療が早く進みます。

鎮痛薬を使うことが結果として、帯状疱疹後神経痛を防ぐことにもつながるのです。

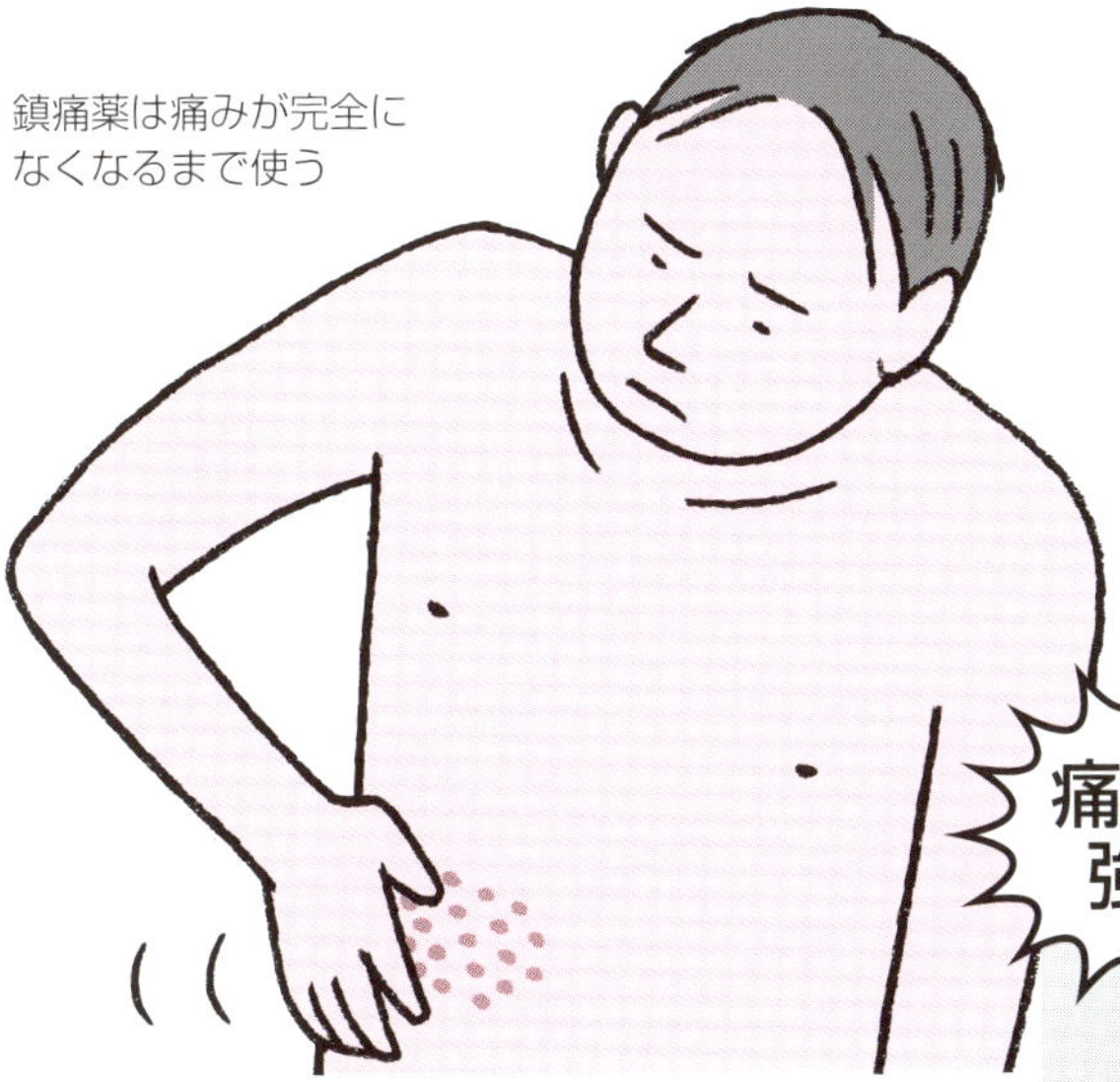

鎮痛薬は痛みが完全になくなるまで使う

痛みの強さで薬が変わる

鎮痛薬としてよく使われているのはアセトアミノフェンです。ほかの鎮痛薬にくらべて副作用が少なく、とくに高齢者に向いています。痛みが強い場合にはほかの鎮痛薬や神経ブロックを使うこともあります。

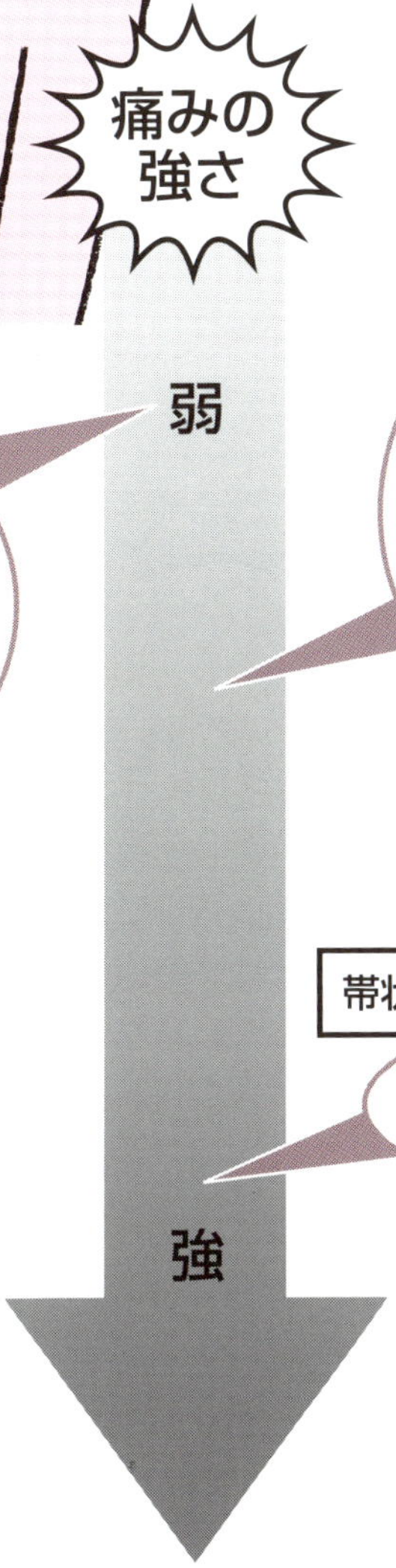

最初の処方はアセトアミノフェン

鎮痛薬としてよく使われる薬。抗ウイルス薬といっしょに処方されることが多い。胃腸や腎臓などへの影響が弱く、副作用が少ない

痛みが強ければステロイド薬

炎症をすばやくおさえ、痛みをやわらげるのみ薬。痛みが強い場合や、帯状疱疹が耳などに広がって合併症を起こすおそれがあるときに使う

痛みがはげしい場合

帯状疱疹後神経痛に移行した場合

神経ブロック
（42～45ページ参照）

オピオイド鎮痛薬
（58ページ参照）

NSAIDsの注意点

治療にNSAIDs（非ステロイド性抗炎症薬）を使うこともありますが、心血管系や胃腸、腎臓に負担がかかることがあり、注意が必要です。高齢者では服用をさける場合があります。

薬物療法③

ぬり薬など、ほかの薬もあわせて使う

症状によっては、基本の抗ウイルス薬や鎮痛薬に加えて、ほかの薬を補助的に使うこともあります。

痛みをやわらげる薬

抗ウイルス薬や鎮痛薬を使って基本的な治療を受けても痛みが解消しないときには、ほかの薬も組み合わせて、症状の緩和をはかります。抗うつ薬など、帯状疱疹後神経痛にも使われる薬をのむこともあります。

抗ウイルス薬
（36ページ参照）

鎮痛薬
（38ページ参照）

↓ 痛みがどうしてもとれない

抗うつ薬
（54ページ参照）

そのほかの薬
（56ページ参照）

局所麻酔薬
ぬり薬のリドカインクリームには、皮膚症状の痛みをとる効果がある。発疹や水ぶくれが治ったあとに痛みが残っているときにも使われる

痛みが強いときには、患部にぬり薬を使うこともある

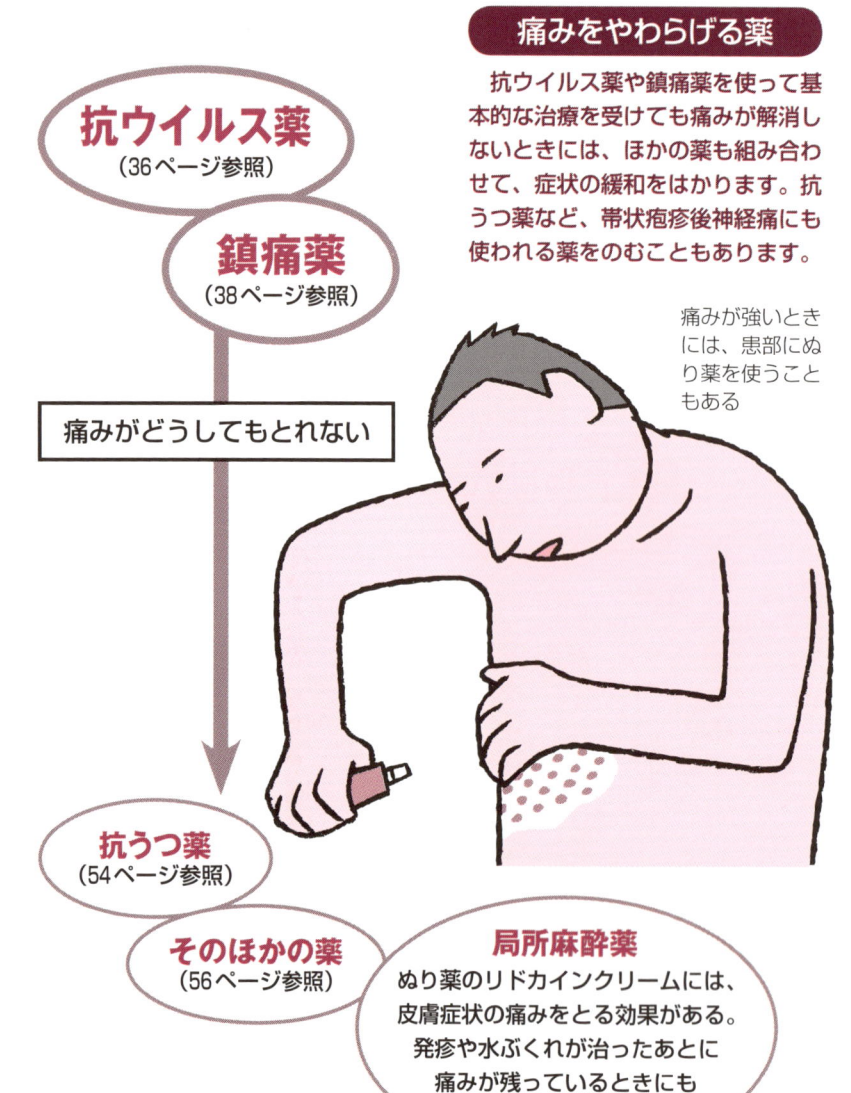

この症状に効果がある

●鎮痛薬でもとれない痛み

補助的に使える薬がある

帯状疱疹の根本的な治療には、抗ウイルス薬を使います。そして痛みをとるために鎮痛薬を組み合わせるというのが、この病気の基本的な薬物療法です。

しかし、それだけでは痛みがとれないときもあります。そのときには、帯状疱疹後神経痛にも使われる抗うつ薬など、ほかの薬を補助的に使います。

痛みや皮膚症状にあわせて使う

補助的な薬は、患者さんのつらい症状を少しでも軽減させるために使うものです。

しつこい痛みのほかに、皮膚症状の悪化にも、薬を対症療法として使うことがあります。

たとえば、胸やおなかにただれや潰瘍があると、衣服でこすれて痛みがちです。その場合には、皮膚潰瘍治療薬などの薬を使って症状の悪化を防ぎましょう。

皮膚症状の悪化を防ぐ薬

発疹や水ぶくれがひどく、ただれて治りが悪いときには、それ以上の悪化を防ぐために薬を使います。

眼《がん》軟こう
発疹や水ぶくれが顔にできた場合、目におよぶこともある。合併症を予防するため、目の薬を使う

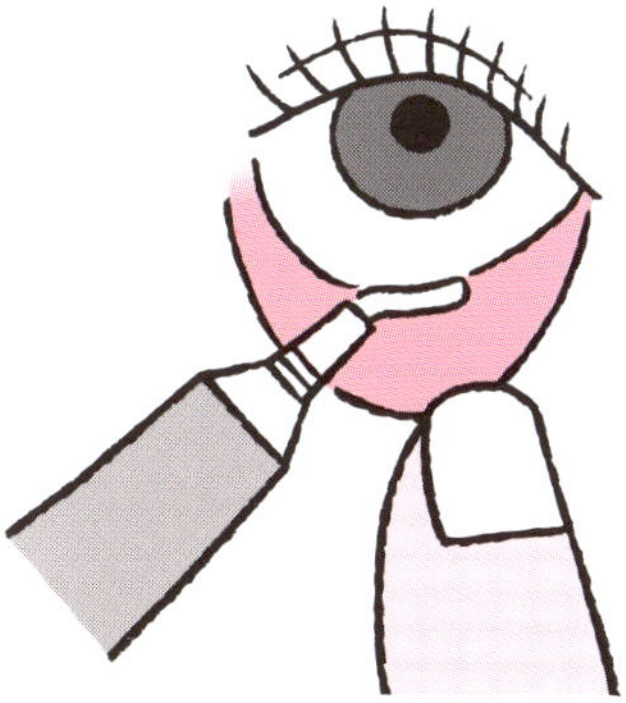

眼軟こうは下のまぶたにぬる。まぶたを閉じて、目全体に薬をなじませる

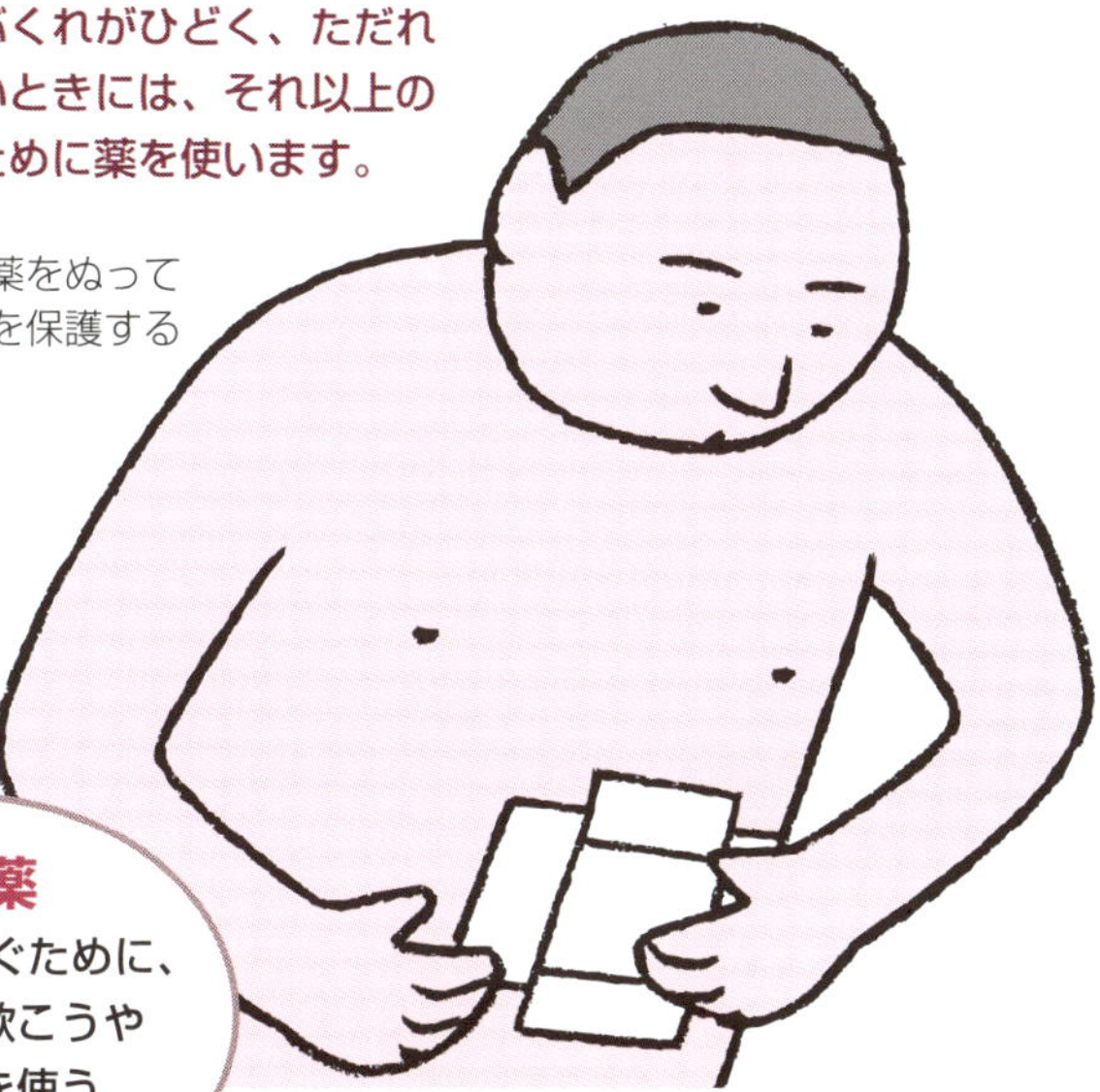

ガーゼなどに薬をぬって貼れば、患部を保護することにもなる

抗菌薬
細菌感染を防ぐために、抗生物質の軟こうやクリームを使うことがある

皮膚潰瘍治療薬
水ぶくれがただれて潰瘍になった場合は、皮膚の修復をうながす薬を使う

この症状に効果がある
●皮膚症状の悪化

神経ブロック①

神経の働きを一時的に止める治療法

痛みを伝える神経に直接作用する治療法があります。神経ブロックといって、神経のまわりに麻酔薬などを注射する方法です。

神経ブロックの2つの作用

鎮痛薬は全身に作用し、痛みをやわらげます。それに対して神経ブロックは、痛みのもとになっている神経そのものに作用するという特徴をもっています。また、患部の血流を改善して痛みを感じにくくさせる作用もあります。

神経に直接作用する

神経ブロックは、痛みを脳に伝える神経を一時的に止める治療法。痛みの経路が遮断され、痛いと感じなくなる

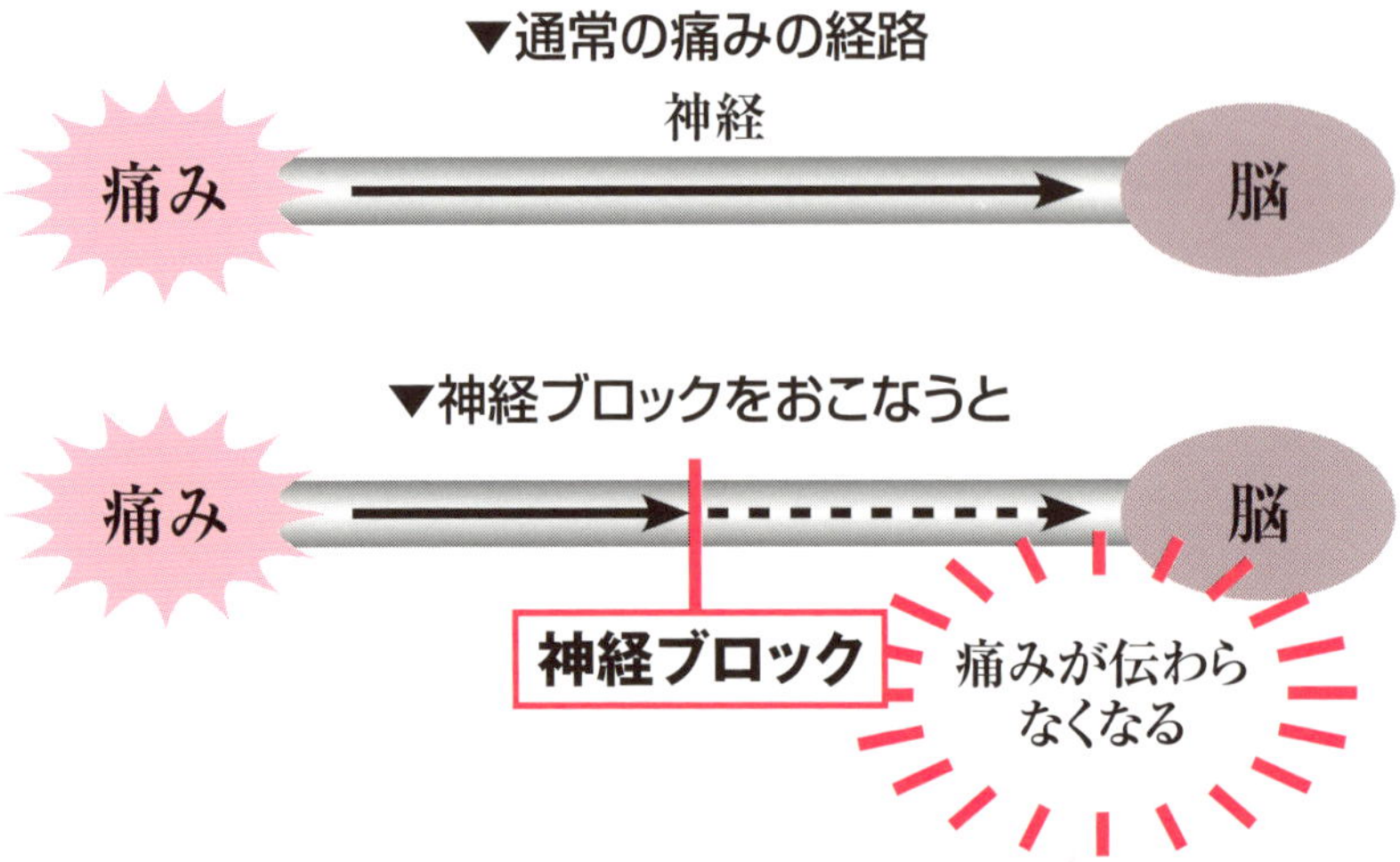

血流がよくなる

痛みがあると、その刺激で血流が悪くなり、痛みがさらに増してしまう。神経ブロックにはその悪循環を一時的にたちきる効果もある

ペインクリニックや麻酔科で受ける

帯状疱疹後神経痛への移行を防ぐためには、痛みをとることがなにより大切です。しかし、鎮痛薬だけでは痛みがなかなかおさまらないこともあります。

神経のまわりに注射する

神経ブロックは、痛みを感じる神経のまわりに薬を注射し、神経の働きを一時的に止めるという治療法です。使う薬や注射の回数、注射する部位は人によって異なります。

皮膚の表面に麻酔をかけるので、痛みは少ない。頻度は１日に数回から月に数回までさまざま

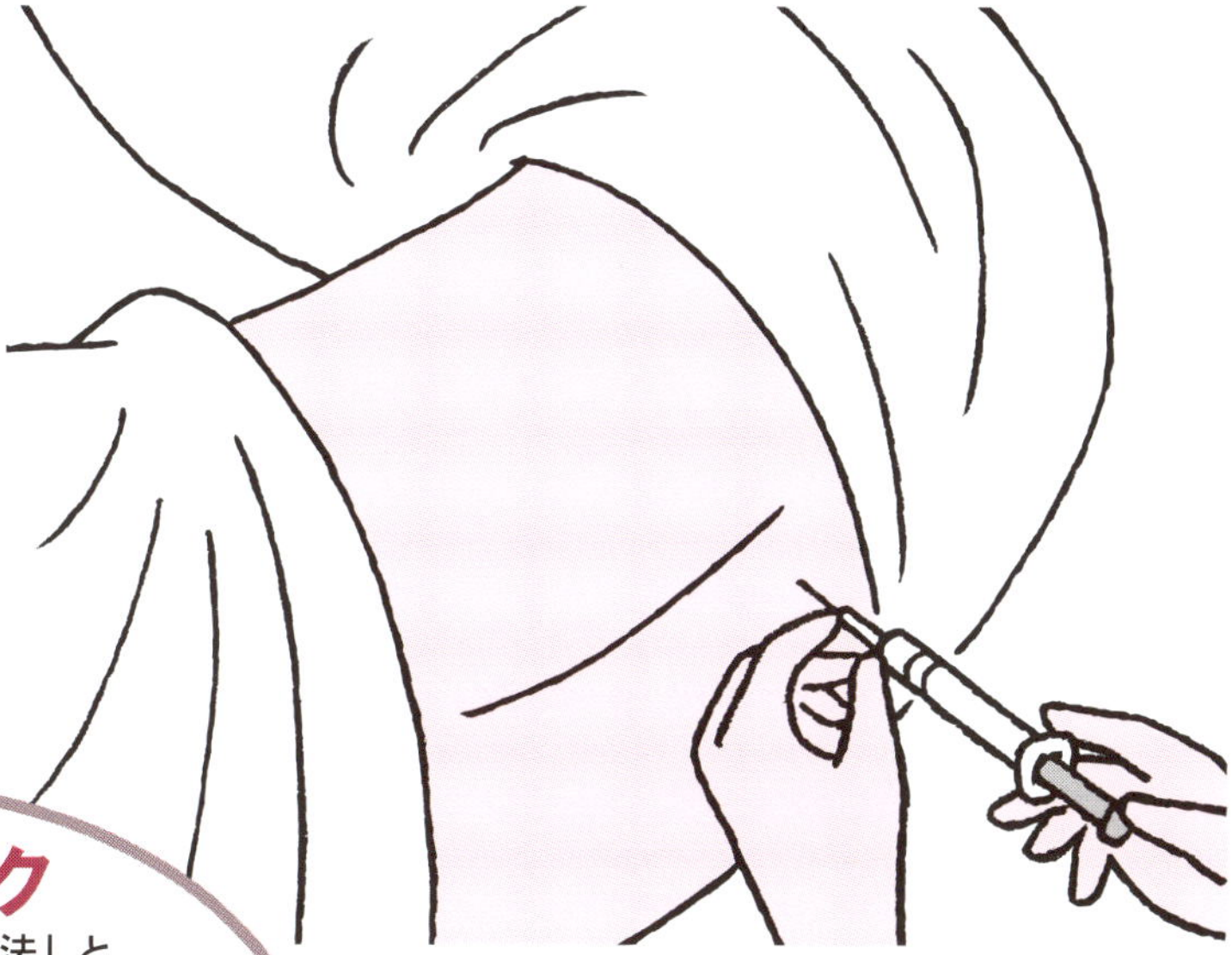

神経ブロック

１回ごとに注射する「単回法」と、細い管（カテーテル）とポンプを使って持続的に薬を注入する「持続法」がある。一時的に作用する局所麻酔薬、長期的に作用する神経破壊薬などが使われる。方法や薬によって、通院になる場合と入院になる場合がある

この症状に効果がある

●鎮痛薬ではとれない痛み

そのままにしておくと、痛みの刺激によってさらに神経が興奮し、血管を収縮させて血行不良を招きます。そのために痛みがさらに強くなっていくという悪循環に陥ってしまうのです。

このような場合に、痛みをすみやかにしずめるため、神経ブロックをおこないます。

ペインクリニックや麻酔科で受けることができますので、主治医に相談してみてください。

神経ブロックを検討するとき

帯状疱疹が重症の場合は、早めに神経ブロックをおこなったほうがよいといわれています。

また、はっきりした前駆痛や知覚異常など、帯状疱疹後神経痛の危険因子（二三ページ参照）がみられる場合にも、神経ブロックの実施が検討されます。

どちらの場合も、帯状疱疹後神経痛への移行を防ぐために、神経ブロックをおこないます。

神経ブロック②

痛みが強い部位をねらっておこなう

神経ブロックは、痛みを感じる部位をねらっておこなう治療法です。部位によって名称が異なります。

帯状疱疹後神経痛の予防にもつながる

神経ブロックの主な目的は帯状疱疹の痛みをとることですが、帯状疱疹後神経痛への移行を防ぐという目的ももっています。

痛みの軽減はいつでも期待できますが、後遺症の予防という点では、発症から三〇日未満で神経ブロックをおこなったほうがよいといわれています。

薬物療法だけでは痛みがとれないとき、とくに重症の場合には、神経ブロックが検討されます。

神経ブロックは、痛む部位に対してピンポイントにおこなう治療法です。「三叉神経ブロック」というように、標的とする神経の名前がつきます。

神経ブロックを受ける時期

神経ブロックは、帯状疱疹の急性期の痛みに対してよく用いられます。この時期の痛みをやわらげると、後遺症を予防できるといわれています。

帯状疱疹のとき

発症直後は薬物療法が基本だが、重症の場合や薬で痛みがとれない場合には、神経ブロックをおこなう。30日未満がベスト。30日以上たっていても痛みをとるために実施することがある

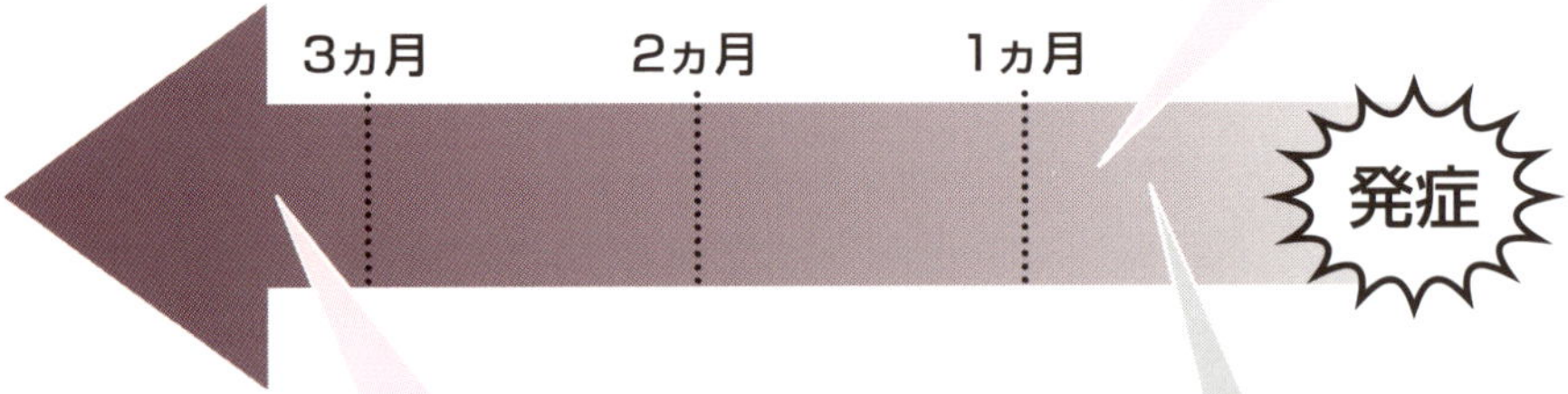

帯状疱疹後神経痛のとき

後遺症の予防という目的はなくなるが、強い痛みをやわらげるために神経ブロックが用いられることもある

30日がポイントに

発症から30日未満で神経ブロックを受けると、帯状疱疹後神経痛への移行率が下がるという報告がある

神経ブロックをおこなう部位

帯状疱疹がよくみられるのは、胸や顔です。神経ブロックの標的も当然、胸や顔が中心となります。医師は患者さんが痛みを感じている部位を確認し、そこを通っている神経に対して神経ブロックをおこないます。

首や胸のまわりに 星状《せいじょう》神経節ブロック

星状神経節は首の前側を通っている神経の節。首や頭、胸、腕など上半身の痛みがあるときには、この神経節をブロックする

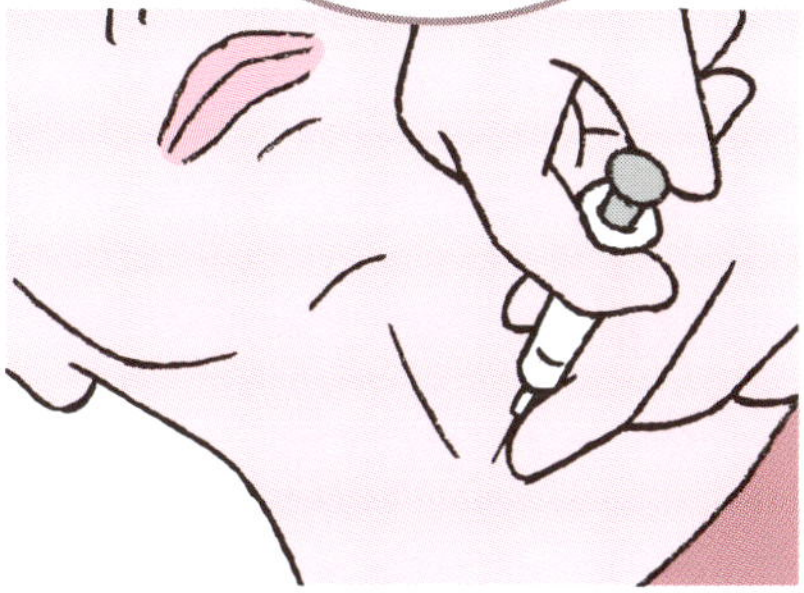

首のつけ根近くに注射をする

顔の痛みに 三叉神経ブロック

三叉神経は目や上あご、下あごを通っている神経。顔に発疹や痛みがある場合には、この神経をブロックする

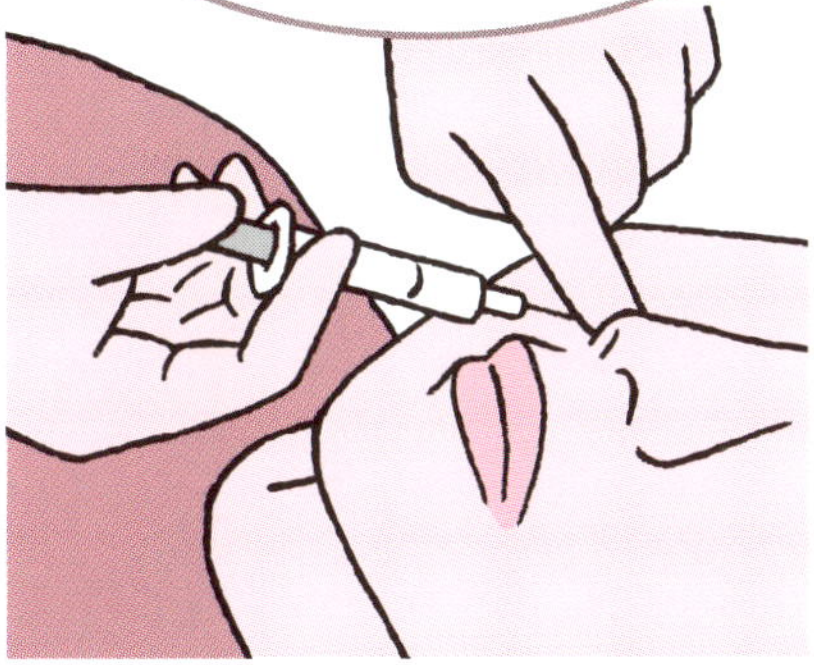

顔に薬を注射する

さまざまな部位に 硬膜外ブロック

硬膜とは、脊髄《せきずい》を包んでいる膜のひとつ。その外側に薬を注射して脊髄からのびている神経の働きを止めるのが硬膜外ブロック。脊髄のとおっているさまざまな部位に対して実施できる。首や胸、腰などの痛みが強いときにおこなわれる

※神経のくわしい位置については77ページ参照

症状が重い場合は入院も考える

ほとんどの人は通院で完治しますが、重症と診断されたときは入院治療が必要になります。点滴などで集中的に薬を投与し、後遺症への移行を防ぎます。

入院が必要となる症状

帯状疱疹は免疫力が低下すると発症します。過労で体力が衰えている人や高齢者、持病がある人では著しく免疫力が弱まっているため、皮膚症状が悪化したり、痛みが強くなったりして、入院が必要なほど重症化してしまう場合があります。

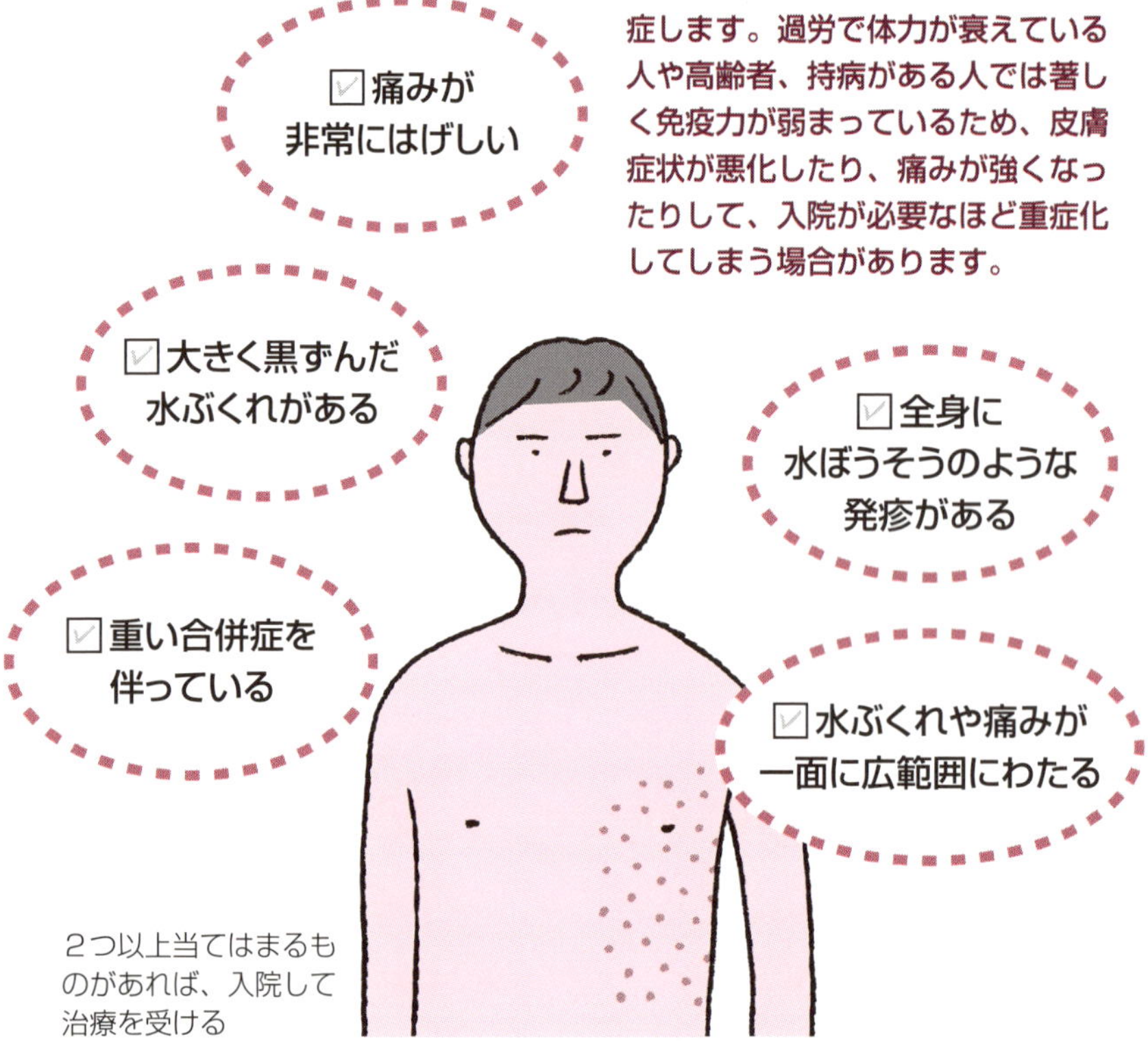
☑痛みが非常にはげしい
☑大きく黒ずんだ水ぶくれがある
☑全身に水ぼうそうのような発疹がある
☑重い合併症を伴っている
☑水ぶくれや痛みが一面に広範囲にわたる

2つ以上当てはまるものがあれば、入院して治療を受ける

基本的に一週間の入院となる

帯状疱疹は基本的には通院で治療できますが、症状によっては入院して治療します。

本来、帯状疱疹はひとつの神経の領域にだけ起こるものがほとんどです。ところが、免疫力が低下していると全身に広がったり、水ぶくれがただれて黒ずんできたりします。こうなると治りが悪く、帯状疱疹後神経痛に移行する可能性も高いので、入院してしっかり治療する必要があるのです。

また、痛みが非常に強い場合も同様です。

入院期間は重症度によりますが、基本的に一週間です。退院後も引き続き通院して治療します。

入院治療の内容

入院して、抗ウイルス薬や鎮痛薬の点滴を受けます。痛みが強いときや運動マヒなどの合併症があるときにはステロイド薬を追加し、それでも痛みがひかないときは神経ブロックをおこなうこともあります。

薬の点滴

通院の場合はのみ薬が出されるが、重症化して入院治療を受ける場合には点滴を受ける。抗ウイルス薬や鎮痛薬の投与になるが、薬の種類によって点滴の頻度は異なる。基本的には1週間だが、症状によっては長引くこともある

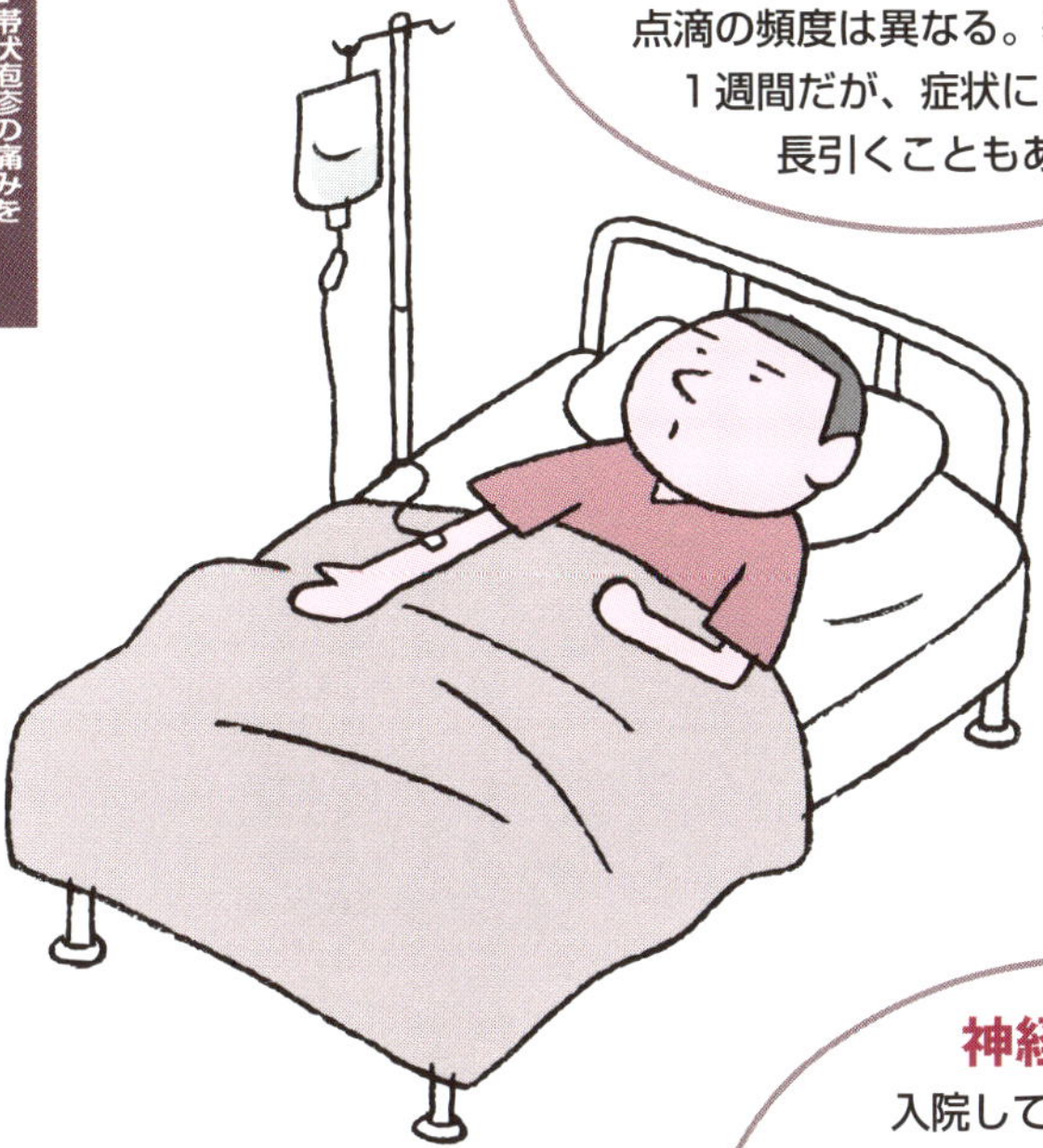

抗ウイルス薬を点滴で集中的に投与。ウイルスがそれ以上増殖したり、暴れたりしないようにおさえこむ

退院後の通院期間は人それぞれ

入院して適切な治療を受ければ、帯状疱疹は治る。しかし、退院後も1～2週間に1回は通院して経過をみる。通院が必要な期間は人によって異なる

神経ブロック

入院しておこなう場合は硬膜外ブロックの持続法がほとんど。首から下の痛みに対しておこなう。硬膜外に細い管（カテーテル）をおき、ポンプで局所麻酔薬を少しずつ注入していくので、作用が長時間持続する

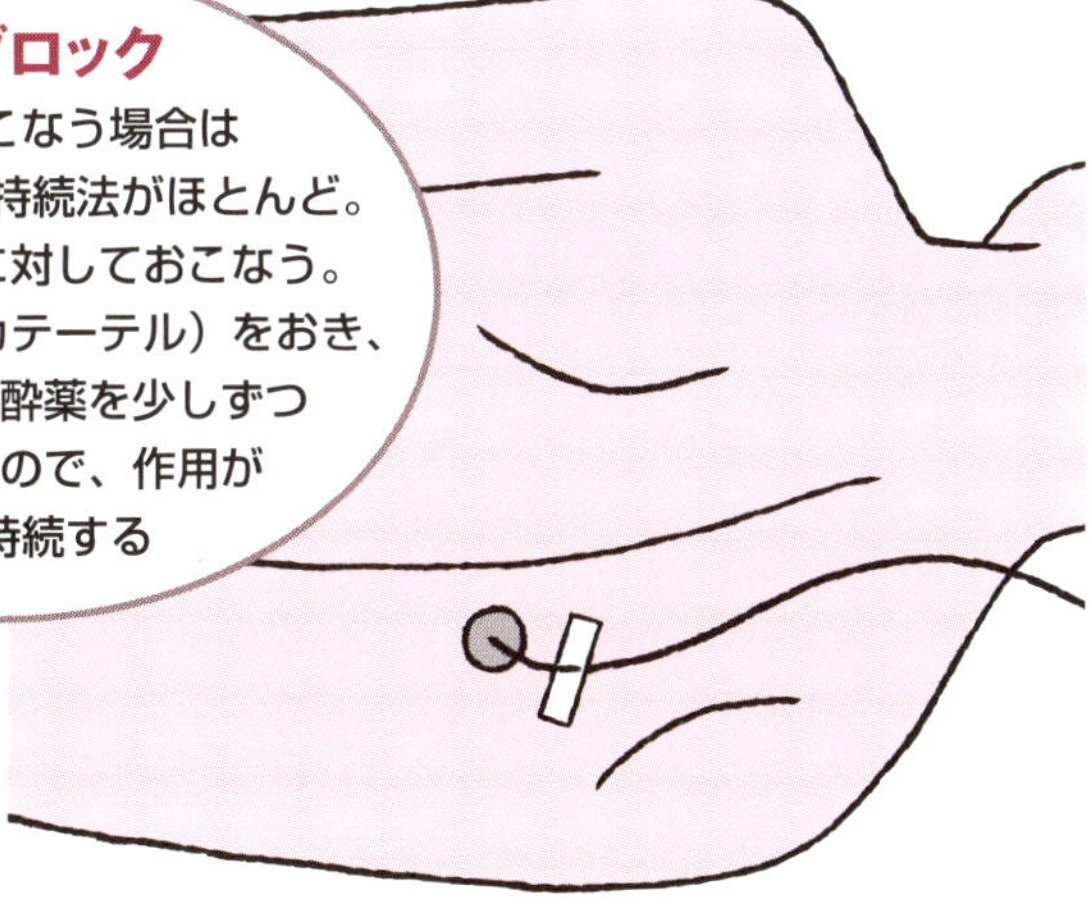

とくに痛みが激しいときには、神経ブロックをおこなう

この症状に効果がある

●重症の帯状疱疹

入院治療②

治癒から二ヵ月間は様子をみる

治療が終わってからも、しばらくの間は痛みの症状に注意してください。

いったんおさまった痛みがぶり返したときは、すぐに受診して治療を再開することが大切です。

退院後に強い痛みを感じることも

帯状疱疹では急性期に強い痛みが出るのが一般的ですが、なかにはしばらくたってから痛みが出る例もあります。入院治療を受けるほど重症だった人は、退院後も様子をみることが大切です。

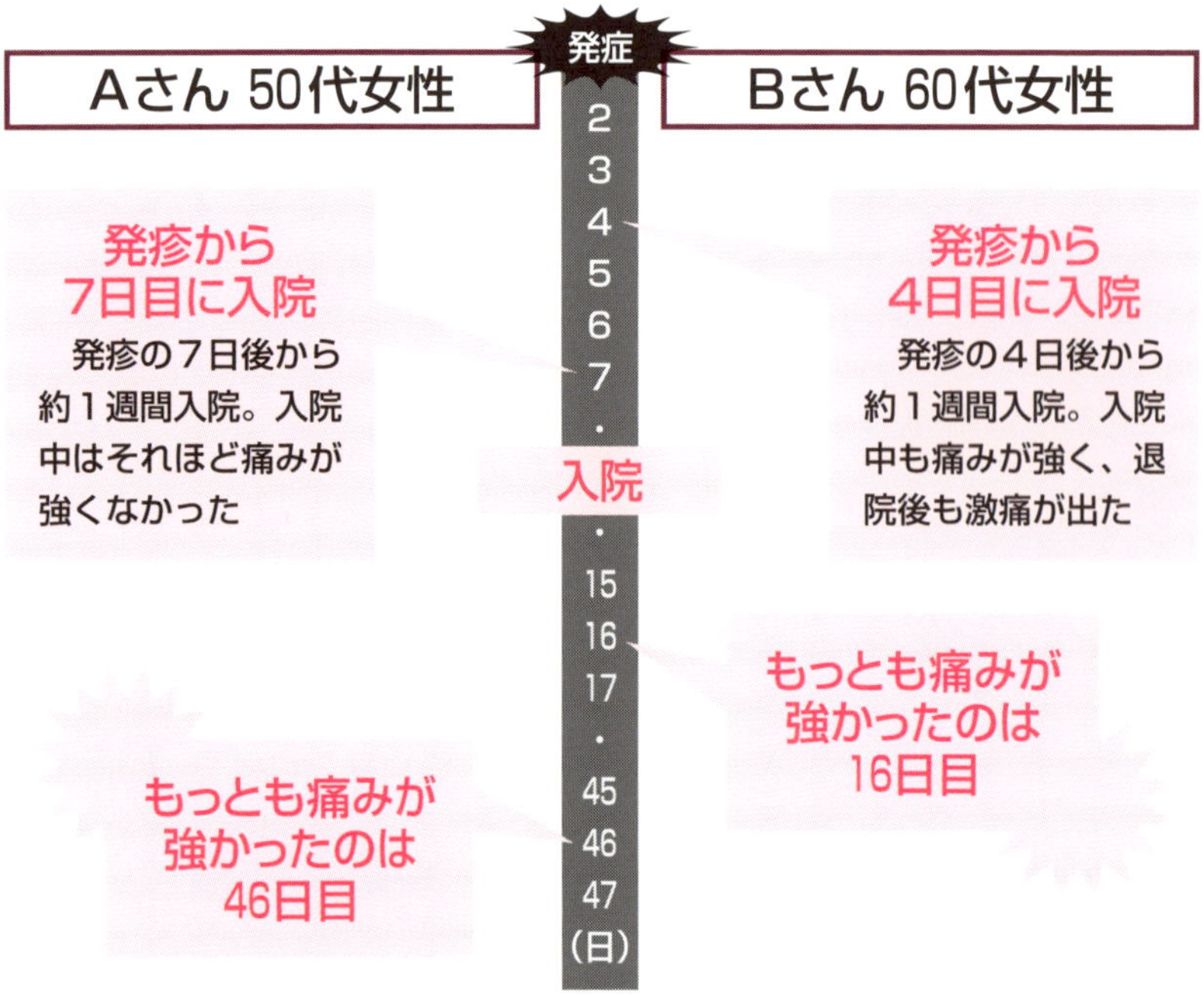

発症
Aさん 50代女性
Bさん 60代女性
2
3
4
5
6
7
・
入院
・
15
16
17
・
45
46
47
(日)
発疹から7日目に入院
発疹の7日後から約1週間入院。入院中はそれほど痛みが強くなかった
発疹から4日目に入院
発疹の4日後から約1週間入院。入院中も痛みが強く、退院後も激痛が出た
もっとも痛みが強かったのは16日目
もっとも痛みが強かったのは46日目

年齢・性別	領域	治療開始日	激痛があった日
Cさん70代男性	胸神経第５～６枝	５日目	12日目
Dさん60代男性	三叉神経第１枝	４日目	４日目
Eさん70代女性	腰神経第２～３枝	４日目	４日目、30日目
Fさん40代女性	胸神経第７～８枝	７日目	５日目
Gさん60代女性	胸神経第７～８枝	２日目	２日目、29日目

帯状疱疹の患者さんの治療経過の例。治療を受けて痛みがとれても、発症から１ヵ月ほどあとに再び激痛があったという人もいる（領域についてくわしくは77ページ参照）
（東京慈恵会医科大学皮膚科の症例より）

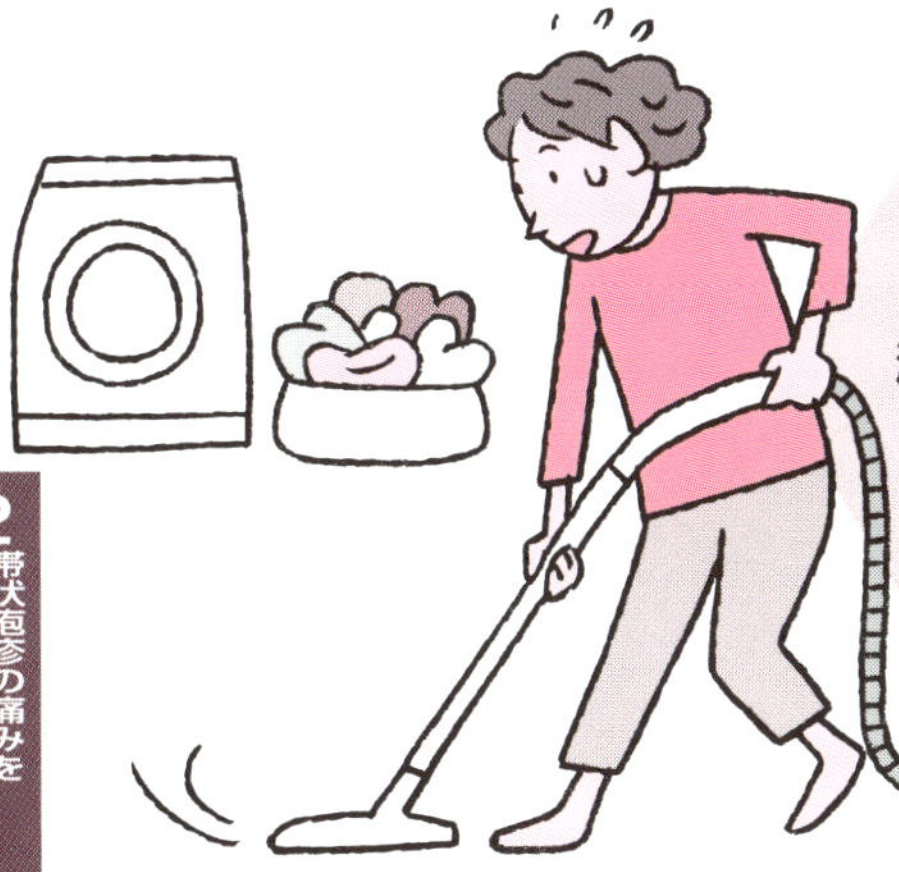

痛みがあったら受診する

入院治療を受けて発疹や激痛がおさまると、その後は多少痛みが出ても放置してしまうことがある。痛みのぶり返しがあったらすぐに受診する

日常生活に戻って家事に追われ、疲れやストレスがたまってくると、痛みがぶり返すことがある

ぶり返しの痛みに注意

治療を受けて皮膚症状が治り、痛みもおさまっていたにもかかわらず、その後、再び痛み出す場合があります。治療が終わってから１〜２ヵ月間は、痛みのぶり返しに注意が必要です。

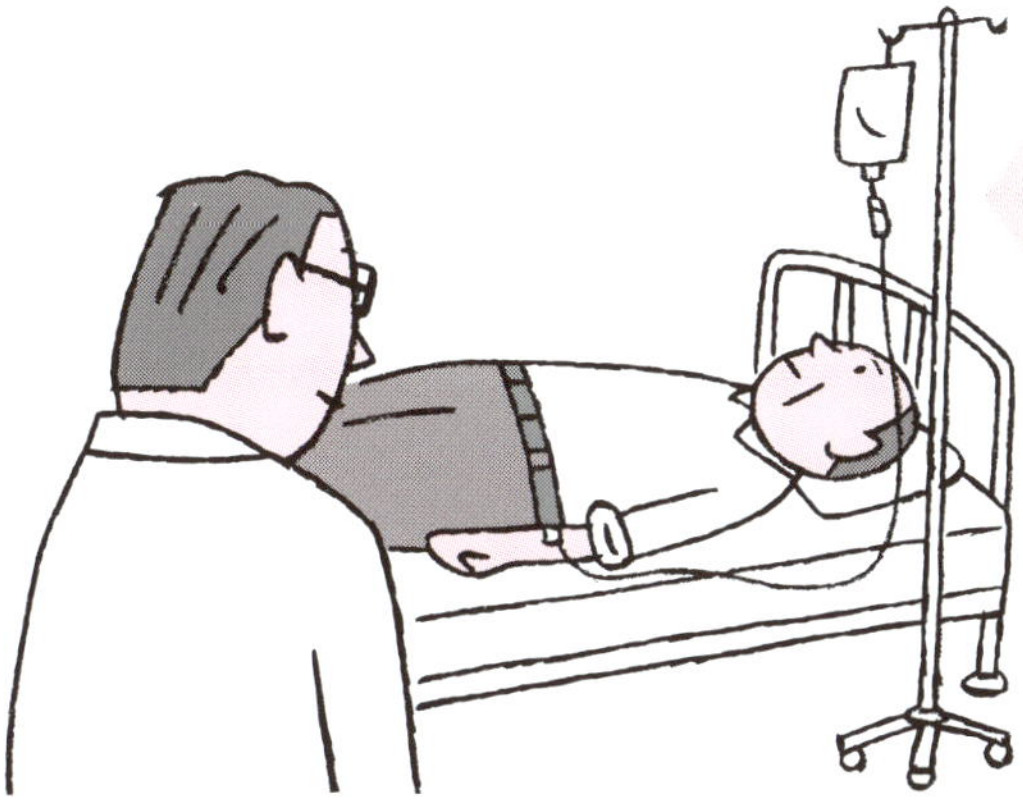

入院中は治ったように感じやすい

入院して適切な治療を受け、安静にすごしていると、症状はおさまっていく。帯状疱疹が完治したように感じがちだが、油断は禁物

入院中は点滴を受け、安静にしているから、症状がおさまっている

退院後もしばらくは通院を続ける

入院治療によって発疹や痛みがおさまってくれれば、退院して日常生活に戻れます。しかしその後もしばらくは、念のため定期的に通院を続けます。

帯状疱疹の治療後には、後遺症として帯状疱疹後神経痛が現れることがあるので、そのような兆候が出ていないかどうか、確かめるのです。

一〜二カ月間は再発に要注意

後遺症の兆候は、痛みとして現れます。症状がおさまったあと、痛みのぶり返しを自覚したら、次回の通院日を待たず、主治医に相談してください。

若い人の場合は治癒から一ヵ月ほど、再発に注意します。その後は完治したとみなしてもよいでしょう。

高齢者の場合はもう少し長く、二ヵ月ほど様子をみます。

COLUMN

抗ウイルス薬を使うときのポイント

▼ファムシクロビルの場合

腎機能の正常な人	少し不安のある人	低下している人
1回2錠 × 1日3回	1回2錠 × 1日2回	1回2〜1錠 × 1日1回

腎機能が低下している人と高齢者は注意

抗ウイルス薬の服用中、まれに副作用を起こすことがあります。とくに注意したいのが、腎機能が低下している人と高齢者です。

抗ウイルス薬はいずれも腎臓から排泄《はいせつ》されるため、腎機能が低下している人は血清クレアチニンやBUN（尿素窒素）といった老廃物の量を測る検査を受けながら使う必要があります。高齢者は腎機能が低下していることが多いので、同様に注意します。

腎機能が低下している人や高齢者は薬の排泄に時間がかかるため、体内に薬が長時間とどまって副作用が出やすくなります。そのため腎機能が悪化したり、脳症を起こしたりする場合があります。脳症を起こすと錯乱《さくらん》や幻覚、意識障害などの症状が現れます。

腎機能が悪い人は事前に医師に告げて、薬の量や服用間隔を調節してもらうことが大切です。また、服用中はこまめに水分補給を心がけてください。脱水になると、抗ウイルス薬が腎臓に沈着して腎不全になることがあります。

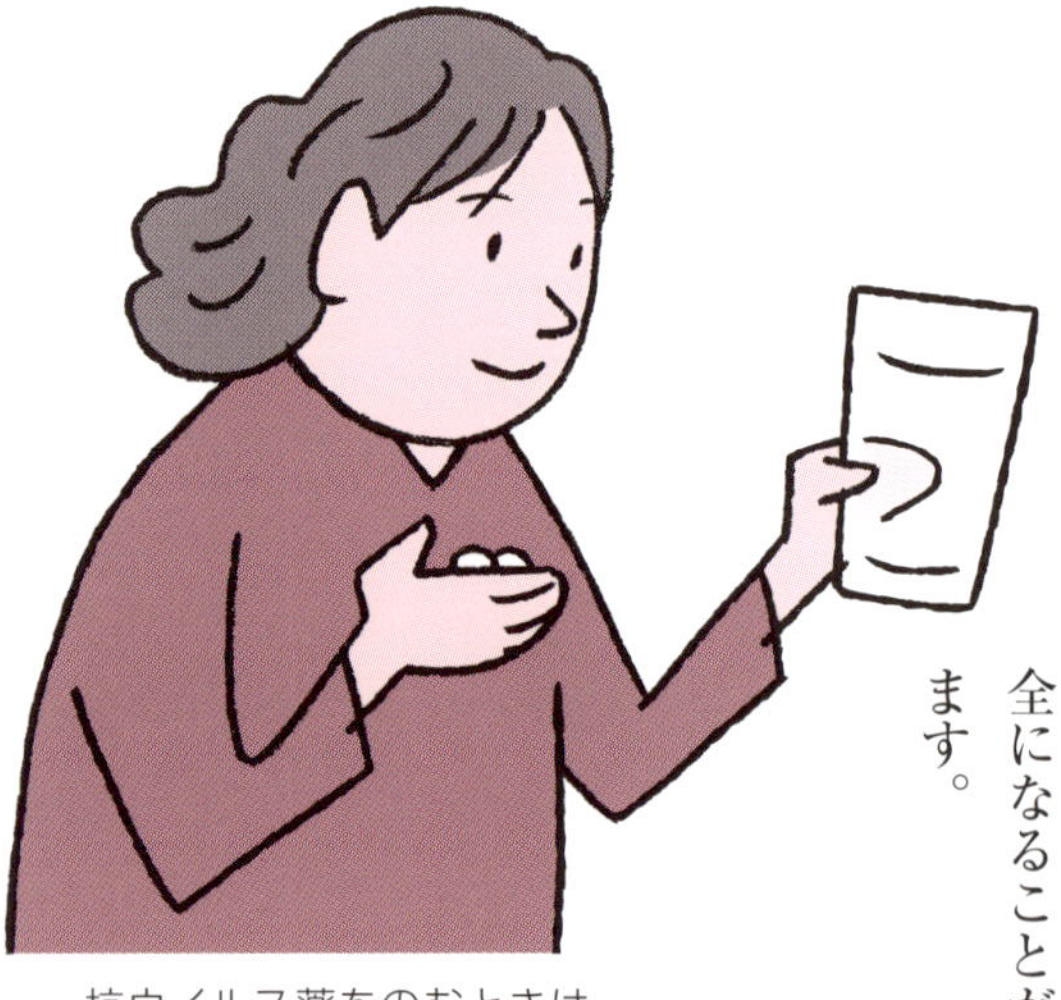

抗ウイルス薬をのむときは、さらにもう１杯余分に水を飲むようにする

3

帯状疱疹後神経痛をやわらげる治療法

帯状疱疹後神経痛では不快な痛みが
長期間にわたって持続しがちです。
こうしたつらい症状を改善するために、
薬物療法や各種の治療法があります。
あきらめないで、医師と相談しながら
治療を続けていきましょう。

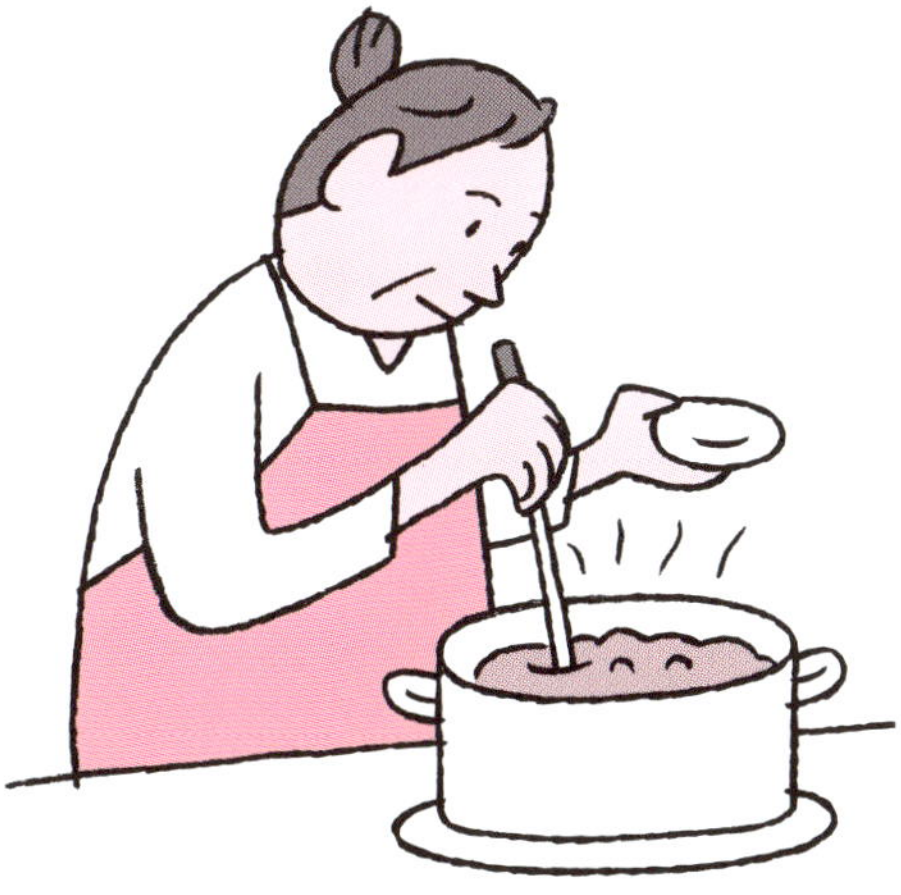

受診の目安

発疹が治っても痛みが消えない

通常は、発疹が治れば痛みもやわらいでいきます。発疹が治ってから一～二ヵ月たっても痛みが残っている場合には、医療機関を受診しましょう。

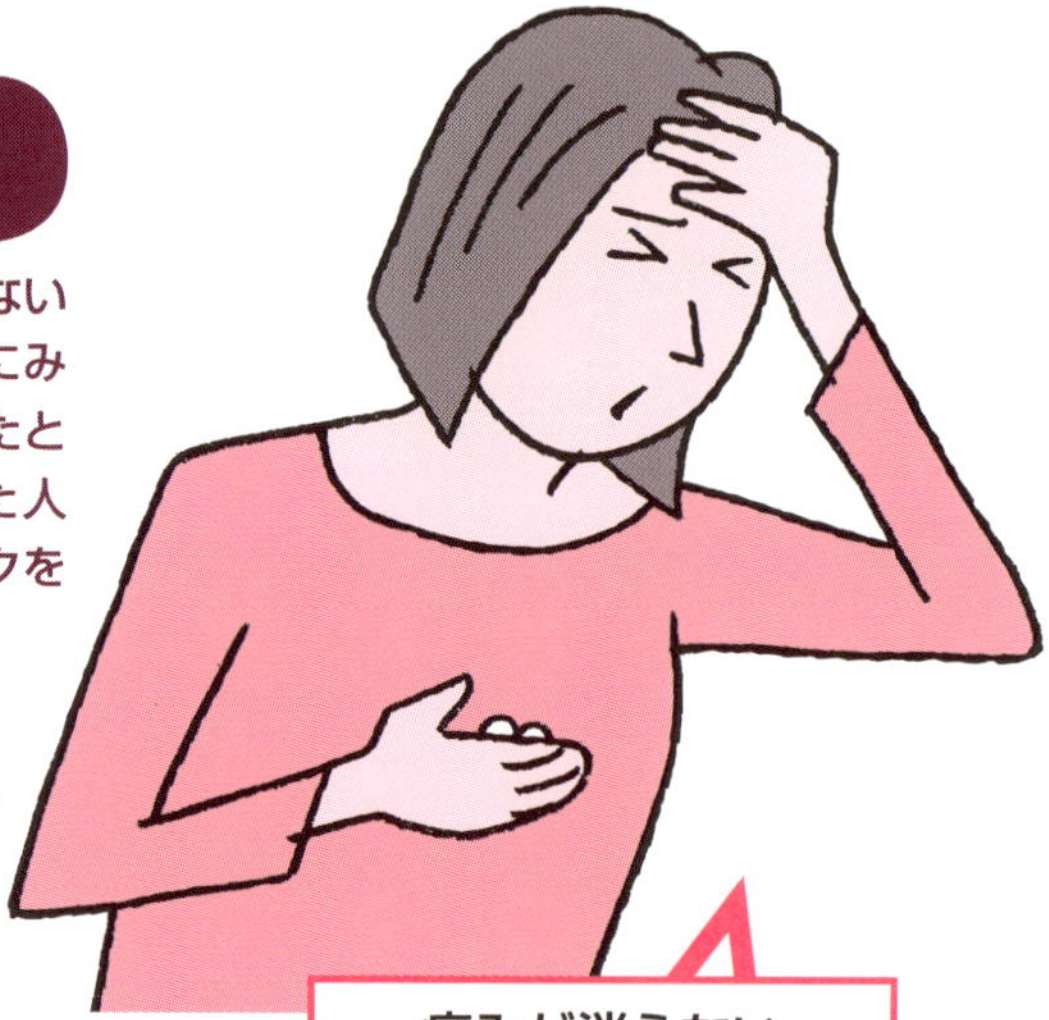

帯状疱疹の治療薬をのんでも、痛みがなかなか消えない

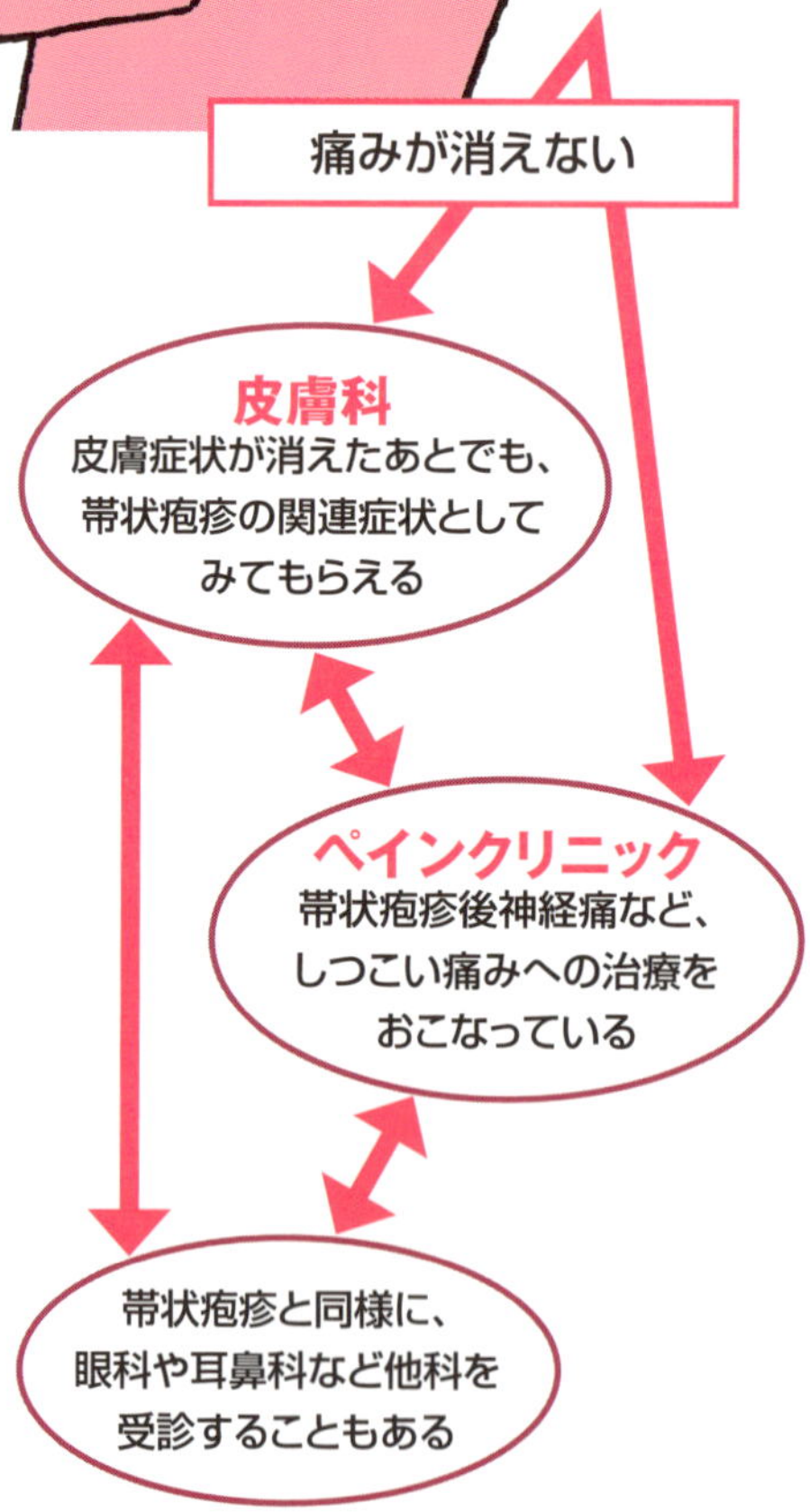

痛みが消えない
皮膚科
皮膚症状が消えたあとでも、帯状疱疹の関連症状としてみてもらえる
ペインクリニック
帯状疱疹後神経痛など、しつこい痛みへの治療をおこなっている
帯状疱疹と同様に、眼科や耳鼻科など他科を受診することもある

目や耳の痛みなど、症状によってはほかの診療科を紹介されることがある

発疹から一～二ヵ月を目安に受診する

発疹が治っても痛みがなかなかとれない場合には、帯状疱疹後神経痛の発症が考えられます。

帯状疱疹後神経痛の定義は発疹から三ヵ月たっても痛みが消えないことですが、治療の一～二ヵ月後に痛みがある場合には、大事をとって受診しましょう。

帯状疱疹後神経痛だとわかった場合には、そのための治療をはじめます。帯状疱疹とは治療法が変わります。

もう一度、主治医のもとへ

発疹が治っても痛みが消えないときには、もう一度、主治医にみてもらいましょう。発疹が出たときに治療を受けられなかった人は、皮膚科やペインクリニックを受診してください。

帯状疱疹とは治療法が変わる

帯状疱疹後神経痛が出た場合、ウイルスへの対策よりも、痛みをやわらげることが主な目的となります。

帯状疱疹の治療

ウイルスの増殖をとめ、神経での炎症をしずめて痛みをとる治療。できるかぎり早く抗ウイルス薬を使うことが重要。帯状疱疹後神経痛の発症を予防することもめざす。

- 抗ウイルス薬
- 鎮痛薬
- そのほかの治療

治療の主な目的が変わる

帯状疱疹後神経痛の治療

痛みをやわらげるために、さまざまな治療法を活用する。抗うつ薬、プレガバリン、オピオイド鎮痛薬など各種の薬のなかから、患者さんの状態にあったものを使う場合が多い。患者さんによって痛み方が違うので、治療法も人によって異なる。

抗うつ薬
うつ病の治療薬だが、帯状疱疹後神経痛を緩和する作用もある
（54ページ参照）

局所麻酔薬
帯状疱疹にも使われるリドカインクリームを、帯状疱疹後神経痛でも使う
（61ページ参照）

プレガバリンなどさまざまな薬
けいれんをしずめる薬など、神経に作用するさまざまな薬が、帯状疱疹後神経痛の治療に使われている
（56ページ参照）

ノイロトロピン
ノイロトロピンは商品名。帯状疱疹後神経痛をやわらげる薬
（61ページ参照）

オピオイド鎮痛薬
さまざまな病気で痛みの治療に使われる薬
（58ページ参照）

機器を使った局所療法や、帯状疱疹にも使われる神経ブロックなど、ほかにもさまざまな治療法がある
（42～45、60ページ参照）

複数の治療法を組み合わせることもある

薬物療法①

抗うつ薬の作用で痛みをやわらげる

痛みの治療に、うつ病の治療薬を使います。脳内の神経伝達物質を調整し、痛みをやわらげる作用があるからです。

抗うつ薬には鎮痛の作用もある

抗うつ薬はその名のとおり、うつ病の治療薬です。主な作用は、脳内の神経伝達物質の量を調整すること。それによって抑うつ症状をやわらげるわけですが、その作用は、さまざまな痛みをしずめることにもつながっています。

帯状疱疹後神経痛で受診した場合、処方せんなどに抗うつ薬と書かれていても、基本的には痛みの治療薬として処方されています。痛みの軽減をめざして、安心して使っていきましょう。

なお、痛みによって気がふさいでいる人の場合、抗うつ薬によって痛みがやわらぐとともに、気分も楽になることがあります。

なぜ抗うつ薬なのか

抗うつ薬には、脳内の神経伝達物質の量を増やす作用があります。それによって気分の落ちこみなどを治療するわけですが、じつはその作用は、痛みの緩和にもつながっています。

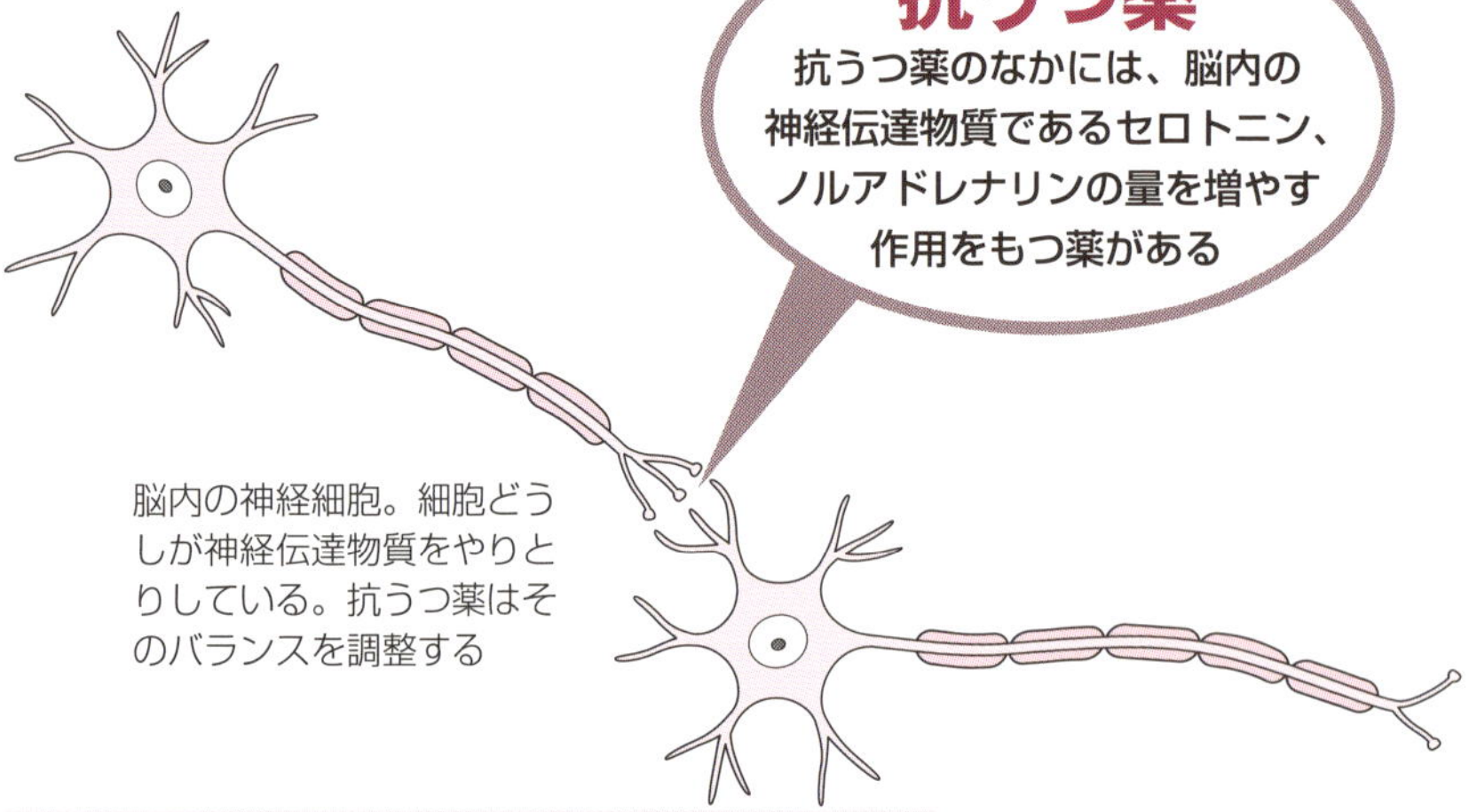
抗うつ薬
抗うつ薬のなかには、脳内の神経伝達物質であるセロトニン、ノルアドレナリンの量を増やす作用をもつ薬がある

脳内の神経細胞。細胞どうしが神経伝達物質をやりとりしている。抗うつ薬はそのバランスを調整する

この症状に効果がある

- 帯状疱疹後神経痛
- 痛みによる気分の落ちこみ

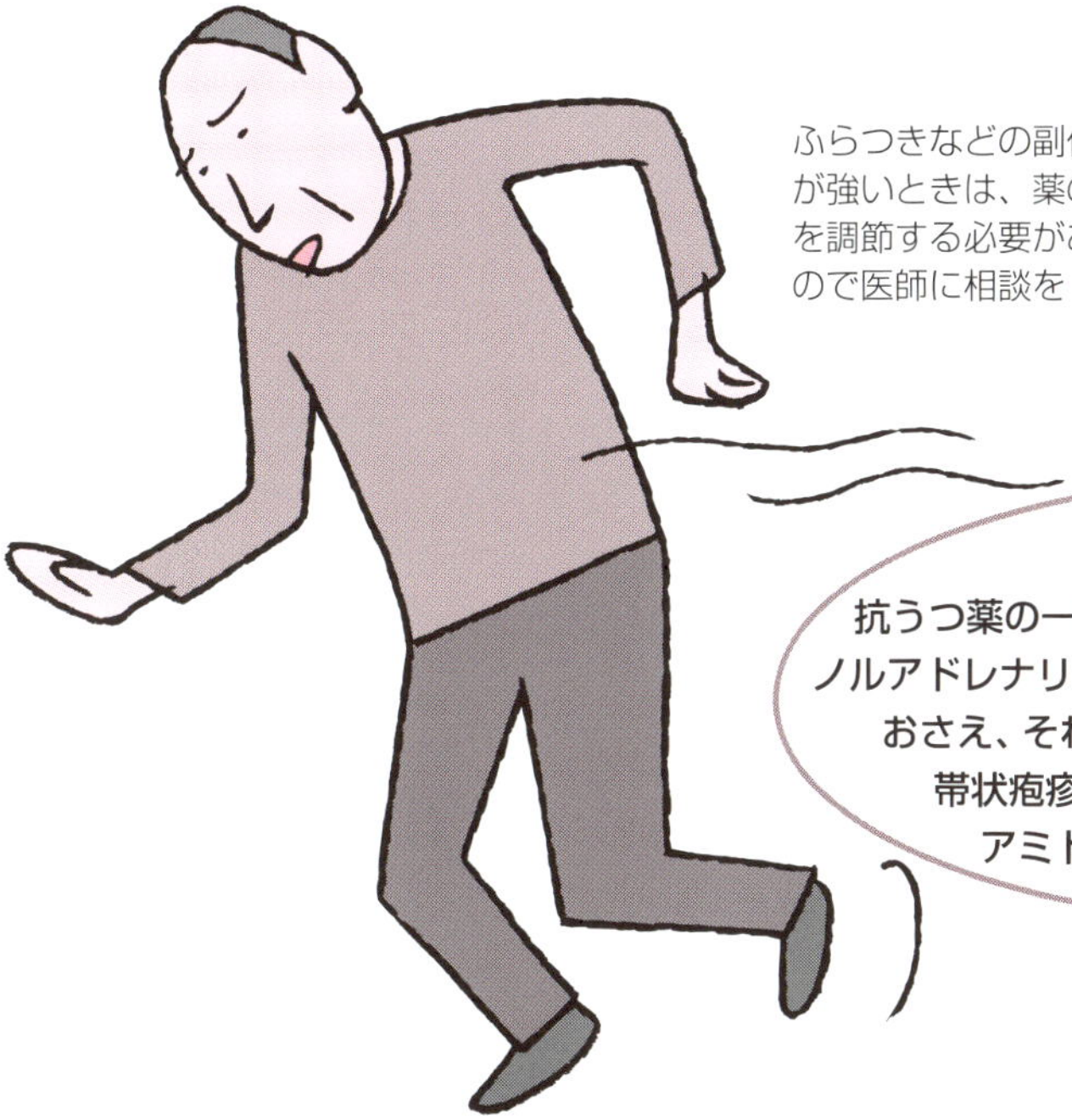

ふらつきなどの副作用が強いときは、薬の量を調節する必要があるので医師に相談を

三環系抗うつ薬が使われる

抗うつ薬にはさまざまな種類がありますが、帯状疱疹後神経痛でよく使われるのは、三環系抗うつ薬です。

三環系抗うつ薬

抗うつ薬の一種。いったん分泌されたセロトニンとノルアドレナリンが再び神経細胞にとりこまれる動きをおさえ、それらの量を増やすなどの作用がある。

帯状疱疹後神経痛ではノルトリプチリン、アミトリプチリンを使うことが多い

SNRI

セロトニン・ノルアドレナリン再とりこみ阻害薬。

三環系抗うつ薬と同様の作用がある。

三環系抗うつ薬やほかの基本的な治療薬では痛みがやわらがないときに、使用を検討する。帯状疱疹後神経痛ではデュロキセチンを使うことが多い

注意点

三環系抗うつ薬では眠気やふらつき、便秘などが起こることがある。SNRIは三環系抗うつ薬にくらべると眠気が出にくいとされる。気になる点があれば医師に相談を

しつこい痛みの治療にはよく使われる

帯状疱疹後神経痛で受診したにもかかわらず、最初にうつ病の薬が処方されると、驚いたり、混乱したりするかもしれません。

しかし、心配は無用です。すでに解説したとおり、医師は抗うつ薬を痛みの治療薬として処方しています。うつ病の傾向がみられるわけではありません。

抗うつ薬は、帯状疱疹後神経痛にかぎらず、しつこい痛みの治療にはよく使われるものです。安心して、医師の指示どおりに服用してください。

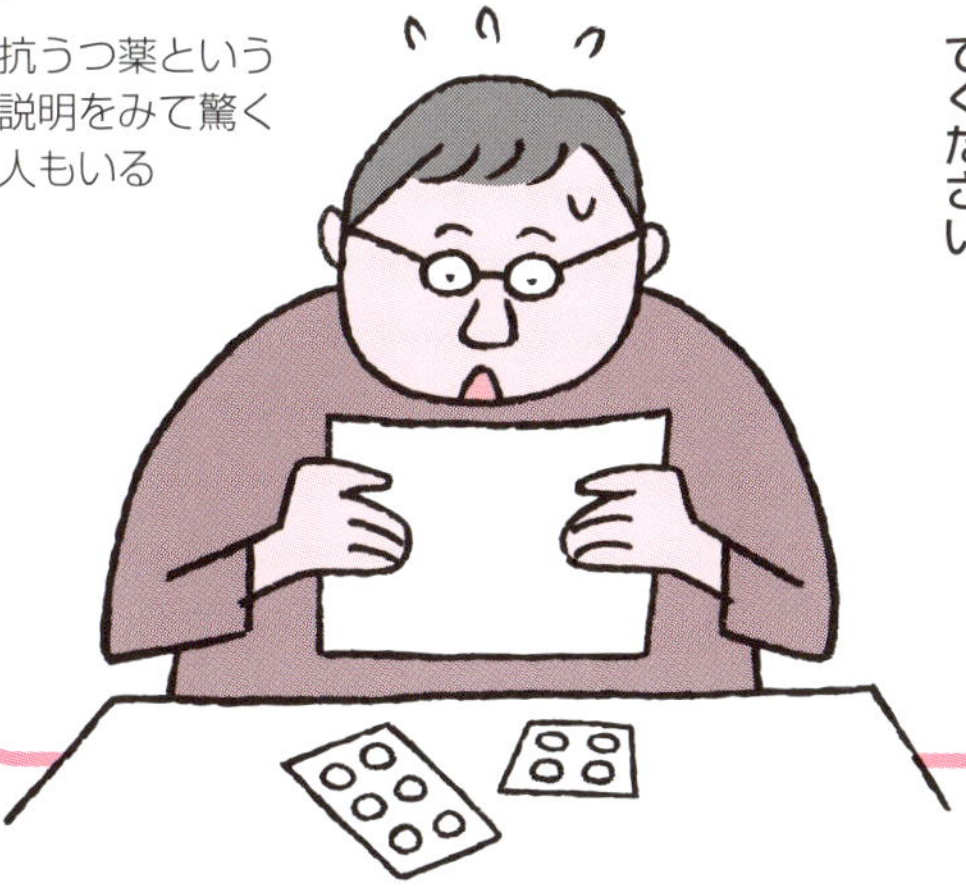

抗うつ薬という説明をみて驚く人もいる

薬物療法②

プレガバリンなど、さまざまな薬が使える

抗うつ薬以外にも、神経の働きに作用するさまざまな薬が、痛みをやわらげるためのものとして使えます。

神経の興奮をおさえる薬を使う

帯状疱疹後神経痛は神経の異常によって起こっています。神経の興奮をおさえる薬を使うと、痛みを緩和できることがあります。

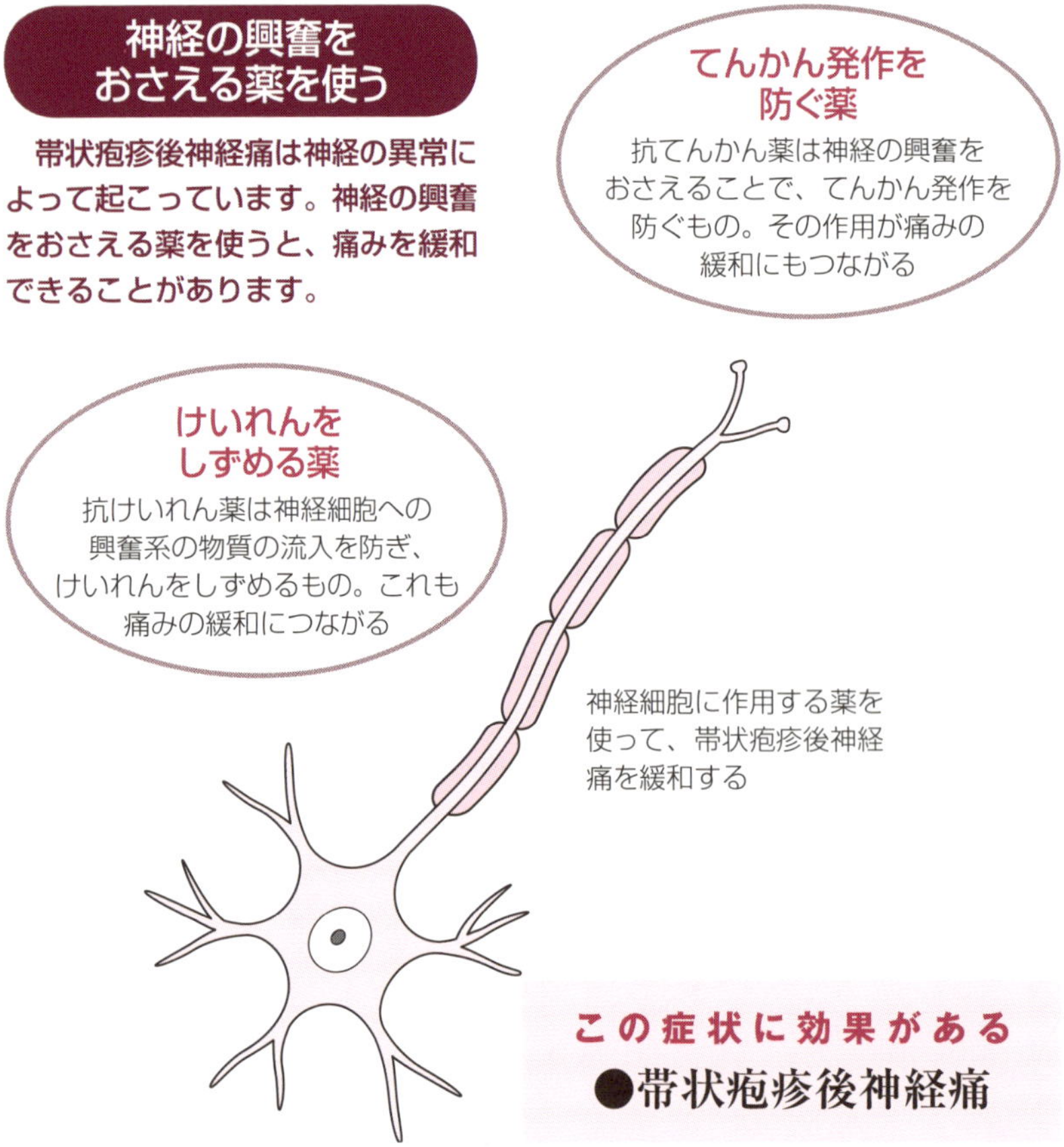
てんかん発作を防ぐ薬
抗てんかん薬は神経の興奮をおさえることで、てんかん発作を防ぐもの。その作用が痛みの緩和にもつながる
けいれんをしずめる薬
抗けいれん薬は神経細胞への興奮系の物質の流入を防ぎ、けいれんをしずめるもの。これも痛みの緩和につながる
神経細胞に作用する薬を使って、帯状疱疹後神経痛を緩和する

この症状に効果がある

●帯状疱疹後神経痛

神経系に作用する薬を使う

帯状疱疹後神経痛の治療では、神経の異常に作用する薬を活用します。抗うつ薬もそのひとつですが、ほかにてんかんやけいれんの治療薬も役立ちます。

抗てんかん薬や抗けいれん薬は、神経の異常な興奮をおさえる作用をもっています。その作用が、帯状疱疹後神経痛をやわらげることにもつながるのです。

帯状疱疹後神経痛に限らず、神経系の異常から起こっている慢性痛には、それらの薬がよく使われています。

別の病気の治療薬のように思えるかもしれませんが、医師の指示どおりに使っていきましょう。

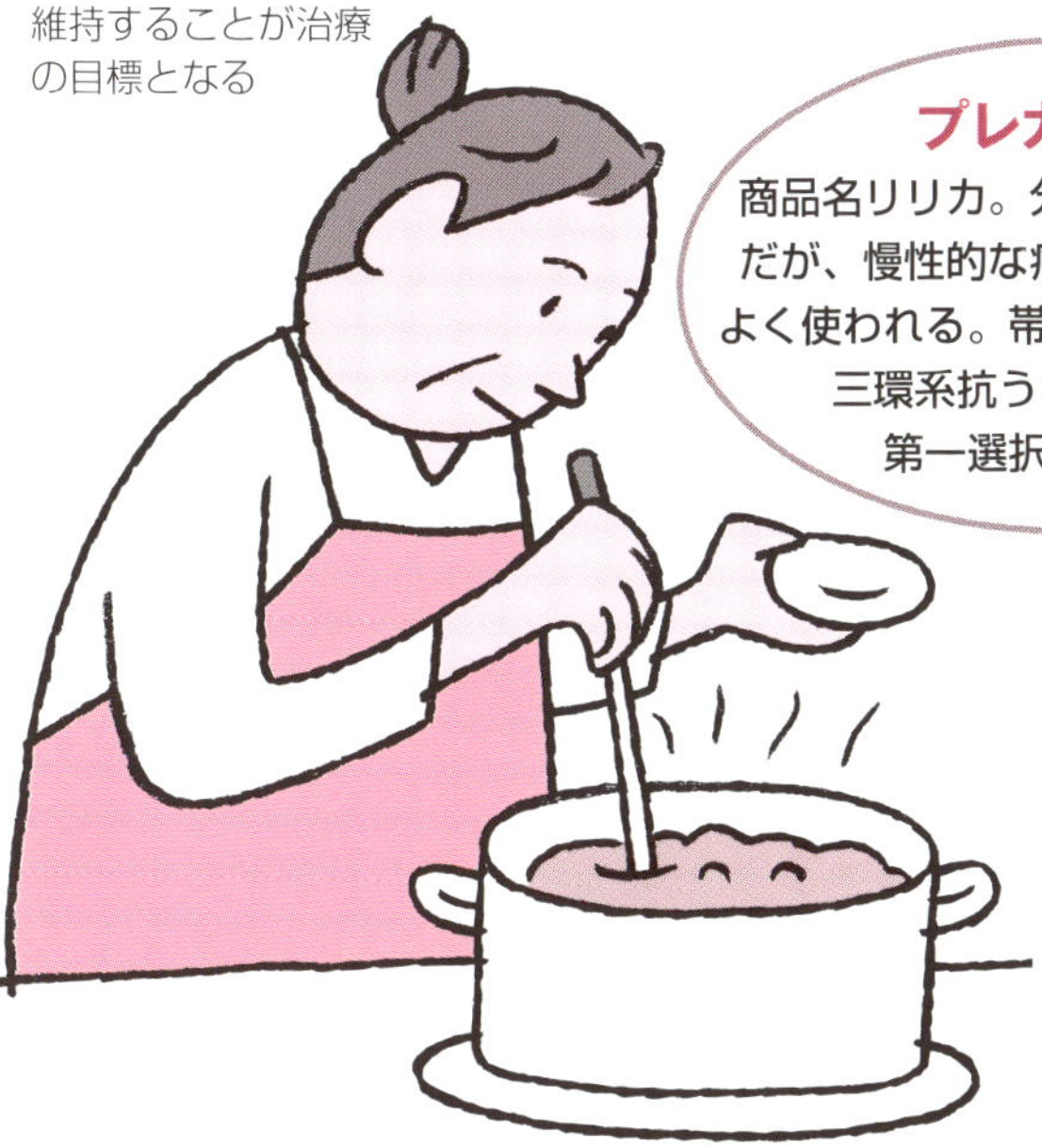

薬によって痛みをやわらげ、生活の質を維持することが治療の目標となる

よく使われるのはプレガバリン

帯状疱疹後神経痛の治療薬としてよく使われるのは、プレガバリンです。ほかにもガバペンチン、カルバマゼピンといった神経系に作用する薬が活用されます。2019年にはミロガバリンも登場しました。

プレガバリン

商品名リリカ。分類は抗けいれん薬だが、慢性的な痛みの治療薬としてよく使われる。帯状疱疹後神経痛では三環系抗うつ薬とならぶ、第一選択薬のひとつ

ミロガバリン

商品名タリージェ。作用はプレガバリンに近く、プレガバリンが効かないときに使う。高齢者はめまいやふらつきが強く現れることがあり、転倒や骨折の危険がある。腎障害がある人は服用量の調節が必要

▼腎障害の程度とミロガバリン服用量

- 軽度……1回5〜15mg×1日2回
- 中等度……1回2.5〜7.5mg×1日2回
- 重度……1回2.5〜7.5mg×1日1回

帯状疱疹後神経痛への保険適用

さまざまな薬がありますが、帯状疱疹後神経痛の治療薬として保険が適用されるのは、そのうちの一部です。

- 保険適用あり……プレガバリン、ミロガバリン、ノイロトロピン(商品名)、トラムセット(商品名)、漢方薬
- 保険適用なし……ガバペンチン、カルバマゼピン、オピオイド鎮痛薬、局所麻酔薬、カプサイシン
- 地域によっては保険適用あり……抗うつ薬

ガバペンチン

商品名ガバペン。抗てんかん薬の一種。プレガバリンと同様に、第一選択薬として使われる

カルバマゼピン

商品名テグレトール。抗てんかん薬の一種。なかでも三叉神経痛に効きやすいとされている。ほかの薬では痛みがとれないときの選択肢となる

注意点

プレガバリンやガバペンチン、カルバマゼピンでは、はき気やめまい、むくみなどが起こることがある。症状が強いときには医師に報告する

薬物療法③

症状にあわせてオピオイド鎮痛薬を使う

オピオイド鎮痛薬は、ほかの薬では痛みが軽減しなかったときに使われる、もっとも作用が強い薬です。

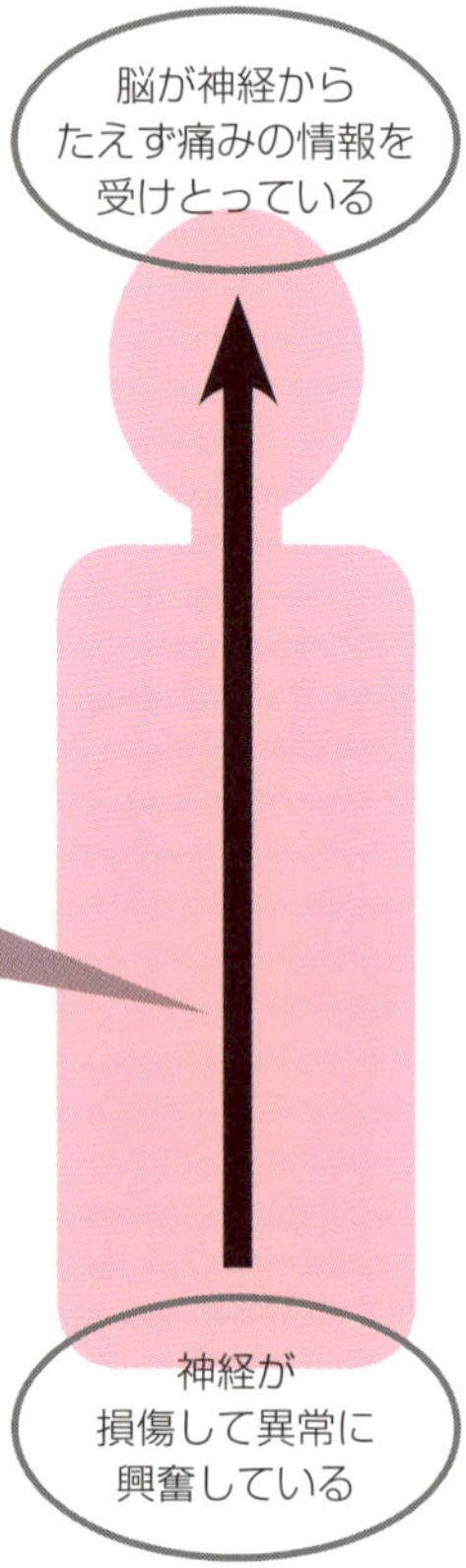

脳が神経から
たえず痛みの情報を
受けとっている
オピオイド鎮痛薬
脳や脊髄など神経系の
オピオイド受容体に作用して、
痛みをしずめる。オピオイドと
よばれることもある
神経が
損傷して異常に
興奮している

鎮痛作用がもっとも強い

オピオイドは、痛みをおさえるためにもともと体内でも生成・分泌されている物質です。脳や脊髄、末梢神経のオピオイド受容体と結合することで痛みをしずめる作用があります。オピオイド鎮痛薬は、この作用をうながす薬です。

この症状に効果がある

●ほかの薬ではとれない痛み

ほかの薬ではよくならないときに

オピオイド鎮痛薬は、非常に強い鎮痛作用をもっています。麻薬性のものもありますが、がんの疼痛治療にも使われるもので、心配はいりません。

抗うつ薬など、ほかの薬では痛みが軽減しない場合に処方されます。強い痛みにも安定して作用し、帯状疱疹後神経痛だけでなく、帯状疱疹の段階でも、痛みがはげしいときには処方されます。

ただし、はじめは作用がおだやかな弱オピオイドや、鎮痛薬アセトアミノフェンとの配合薬を用います。そして弱オピオイドで痛みがとれないときには、強オピオイドに切りかえます。

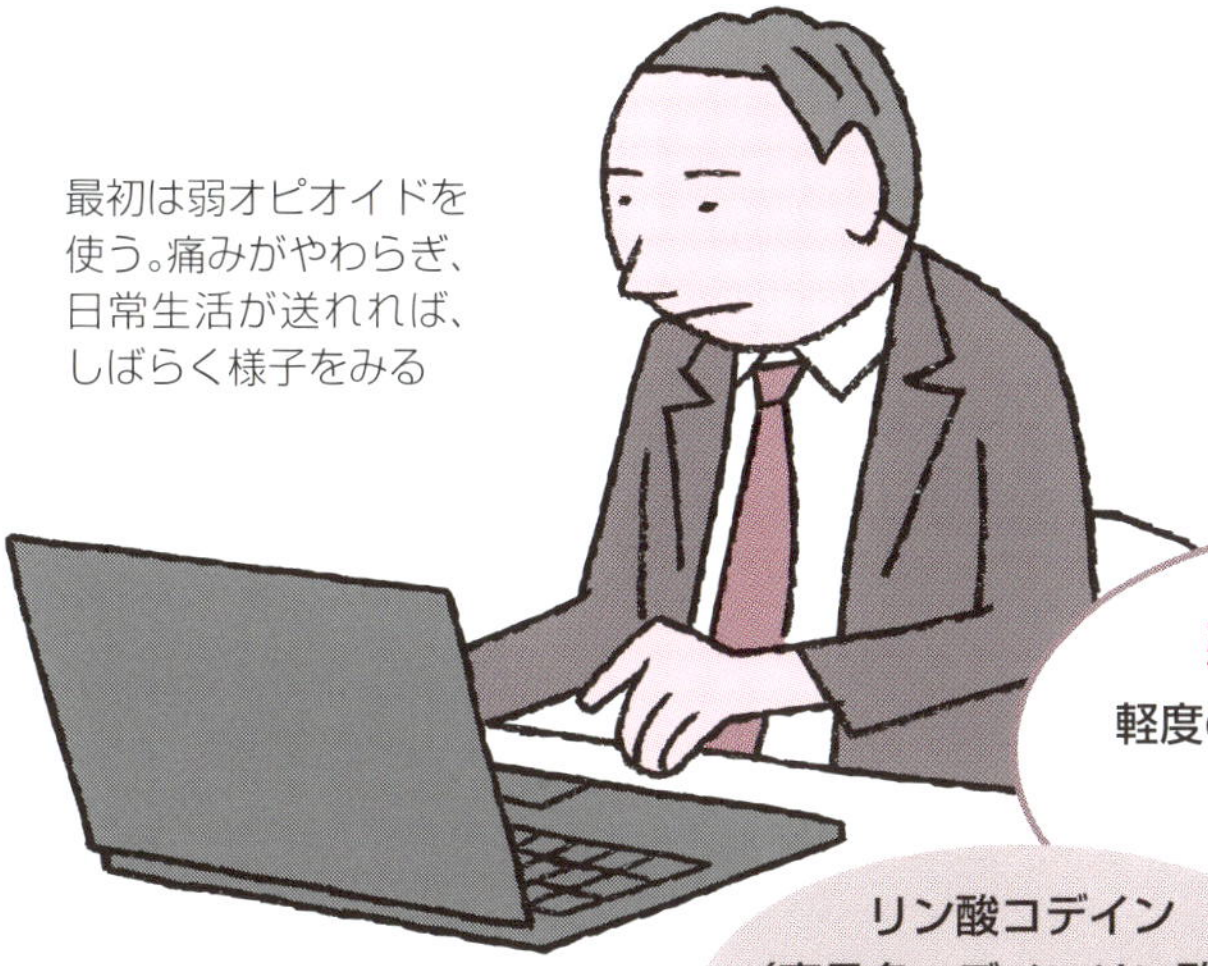

最初は弱オピオイドを使う。痛みがやわらぎ、日常生活が送れれば、しばらく様子をみる

2段階に分けて使う

オピオイド鎮痛薬は作用の強さによって、弱オピオイドと強オピオイドに分類されます。その分類にしたがって、2段階に分けて使っていきます。

弱オピオイド
軽度の痛みに対して使う。非麻薬性の薬に分類される

リン酸コデイン（商品名コデインリン酸塩）はモルヒネ塩酸塩水和物よりもおだやかな薬

トラマドール（商品名トラマール）は副作用が軽い。鎮痛薬アセトアミノフェンとの配合薬（商品名トラムセット）も使われる

ブプレノルフィン（商品名レペタン）を使うこともある

↓

強オピオイド
弱オピオイドでは痛みがやわらがない場合に使う。麻薬性の薬に分類される

オキシコドン塩酸塩（商品名オキノーム）は中等度の痛みに対して使われる

モルヒネ塩酸塩（商品名モルヒネ塩酸塩）はとくにはげしい痛みに使われる

フェンタニルクエン酸塩（商品名フェンタニルなど）には貼り薬がある。作用がすぐに出やすい

注意点

便秘や悪心、眠気、口のかわきなどの副作用が起こることがある。副作用をおさえる薬を併用することもある

急にやめるのは危険

オピオイド鎮痛薬は作用の強い薬です。一定期間、使用してから急に薬をやめると、発汗や下痢、ふるえなどの症状が出ることがあります。医師の指示どおりに服用しましょう。

そのほかの治療法①

局所療法やぬり薬も活用できる

抗うつ薬やプレガバリンなどの薬のほかに、機器を使った局所療法や、患部にぬる薬が、治療に使われることもあります。

局所療法①　電流で薬を浸透させる

イオントフォレーシスは、微弱な電流を皮膚に流して薬の浸透をうながす治療法です。10分ほど通電すると、薬効成分が皮膚の深部にまで行き渡るとされています。体への負担が軽いのが特徴です。

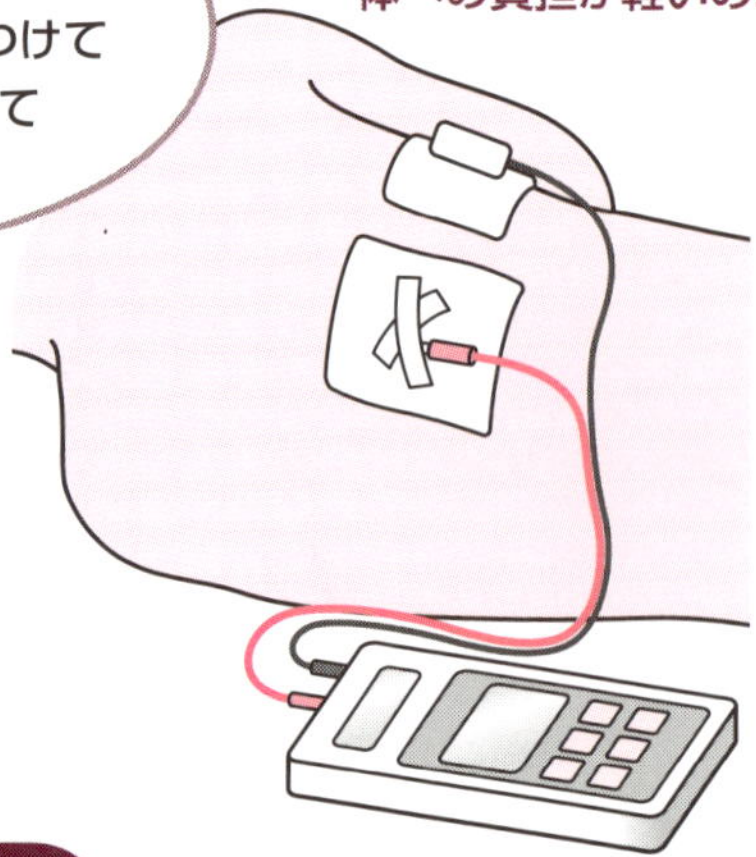

イオントフォレーシス
ステロイド薬や局所麻酔薬を吸収させたガーゼに電極をつけて皮膚に貼り、電流を流して薬の浸透をうながす

薬をしみこませたガーゼに電極をつけて、弱い電流を流す

局所療法②　レーザーで炎症をおさえる

週2～3回を目安に、痛いところにレーザーを照射します。照射する部位や回数は、痛み方によって異なります。注射針を使う神経ブロックよりも患者さんへの負担が軽いのがメリットです。

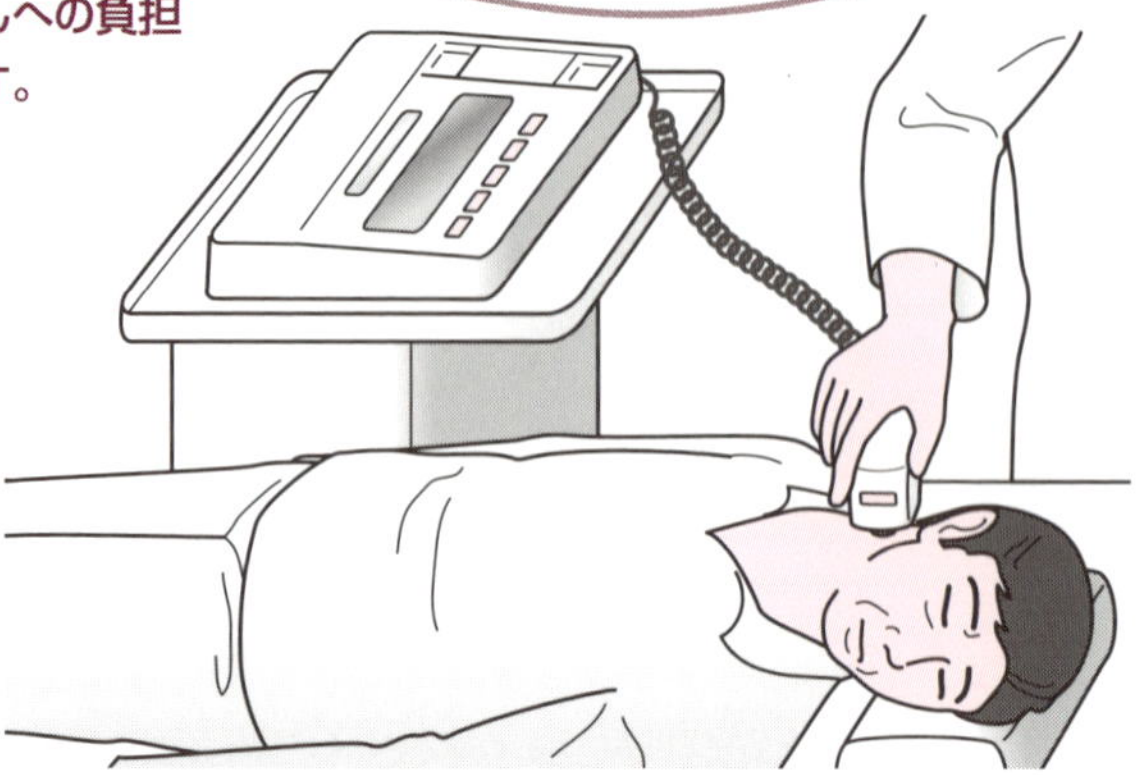

低出力レーザー
近赤外線レーザーを患部に当て、血流を改善したり、炎症をおさえたりする。痛みの伝わり方をおさえる作用もある

注射が苦手で神経ブロックができない人もレーザーなら痛くない

そのほかの治療法

帯状疱疹後神経痛には、ほかにもさまざまな薬が使われます。なかには日本で治療薬として販売されていないものもありますが、医療機関によっては院内製剤としてとり扱っていますので、医師に相談してみましょう。

局所麻酔薬

痛むところに、局所麻酔薬であるリドカインが配合されたクリームをぬる。帯状疱疹のときにも使われることがある。ただし、日本では治療薬として販売されていない。医療機関が院内製剤としてとり扱っていることがある

漢方薬

疼痛治療の一環として漢方薬が使われることもある。補中益気湯《ほちゅうえつきとう》などの薬を、痛みの緩和や体力回復などのために使う

ノイロトロピン

ノイロトロピンは商品名。薬名はワクシニアウイルス接種《せっしゅ》家《か》兎《と》炎症《えんしょう》皮《ひ》膚《ふ》抽出液《ちゅうしゅつえき》。帯状疱疹後神経痛の保険適用薬。作用の詳細がわかっていないが、疼痛をしずめる薬として認められている

カプサイシン

とうがらしの主成分であるカプサイシンを含むクリームもある。使用すると体があたたまり、痛みが緩和する。ただし局所麻酔薬と同様に、院内製剤としてとり扱われる

機器を使った治療を受けたいときは

イオントフォレーシスや低出力レーザーのように機器を使った治療法は、ペインクリニックや麻酔科、皮膚科などの医療機関を中心として、実施されています。

しつこい痛みの治療を受けていくなかで、主治医からそれらの治療をすすめられたときには、ひとつの選択肢として検討するのもよいでしょう。

院内製剤や漢方薬を活用することも

医療機関によっては、帯状疱疹後神経痛の治療に局所麻酔薬やカプサイシンのような院内製剤を使う場合もあります。

また、漢方薬が処方されることもあります。

いろいろな治療法があって混乱したときには、主治医に治療の内容や目的を聞いてみましょう。それぞれの薬の作用がわかれば、安心して治療にのぞめます。

そのほかの治療法②

気持ちの切りかえも治療の一助に

体に痛みがあると、安静にしていなければダメだと思ってしまう患者さんが多いのですが、むしろこれまでどおりに趣味でも運動でもできることはやりましょう。治療にもプラスに作用します。

ゲートコントロール機能を復活させる

脊髄には痛みをコントロールする門（ゲート）があります。この門は痛みの情報が脳に伝わるとき、別の刺激を加えたり、ほかの刺激に集中しているときには閉じたりします。たとえば、スポーツ選手が試合中にケガをしても集中していて痛みを感じないのは、このしくみが作動しているからです。

末梢神経から届く痛みの刺激はすべて脳に伝わるのではなく、脊髄のゲートコントロール機能によって調節される

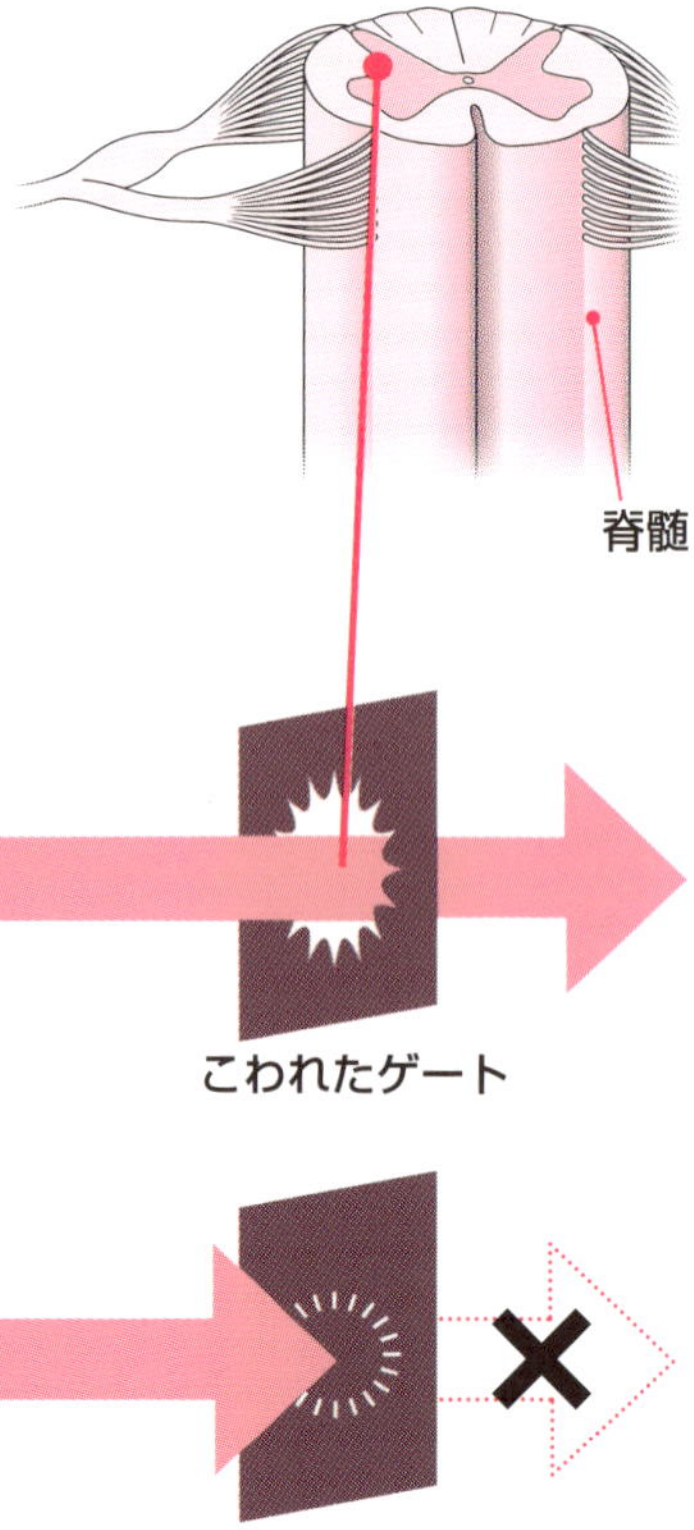

帯状疱疹後神経痛では
神経の損傷によってゲートコントロール機能が一時的に故障しているため、痛みの刺激がたえず伝わりやすい状態になっている

なにかに夢中になっていると
痛み以外のことに意識を集中していると、しだいにゲートコントロール機能が回復してくる。すると、痛みがあまり気にならなくなる

痛みを感じにくくなっていく

痛みが強く、ちょっと体を動かすだけで苦痛を感じるときは安静にしているべきですが、痛みが軽くなって体を動かせるようになったら、積極的に動くことをおすすめします。

なにかに夢中になって痛みを忘れることで、痛みを起こりにくくすることができるからです。

これは人の体に備わっている「ゲートコントロール機能」によるものです。帯状疱疹後神経痛では、このシステムが一時的に不具合を起こしていると考えられています。機能を再起動させるには、なにか没頭できるものにとりくむと効果があります。

自分のできることの限界を広げてみる

安静にしていると、意識が痛みに集中してしまい、症状が気になって、痛みを感じやすくなってくる場合があります。体を動かす元気が出てきたら、外出や軽い運動をはじめて、行動範囲を広げていきましょう。

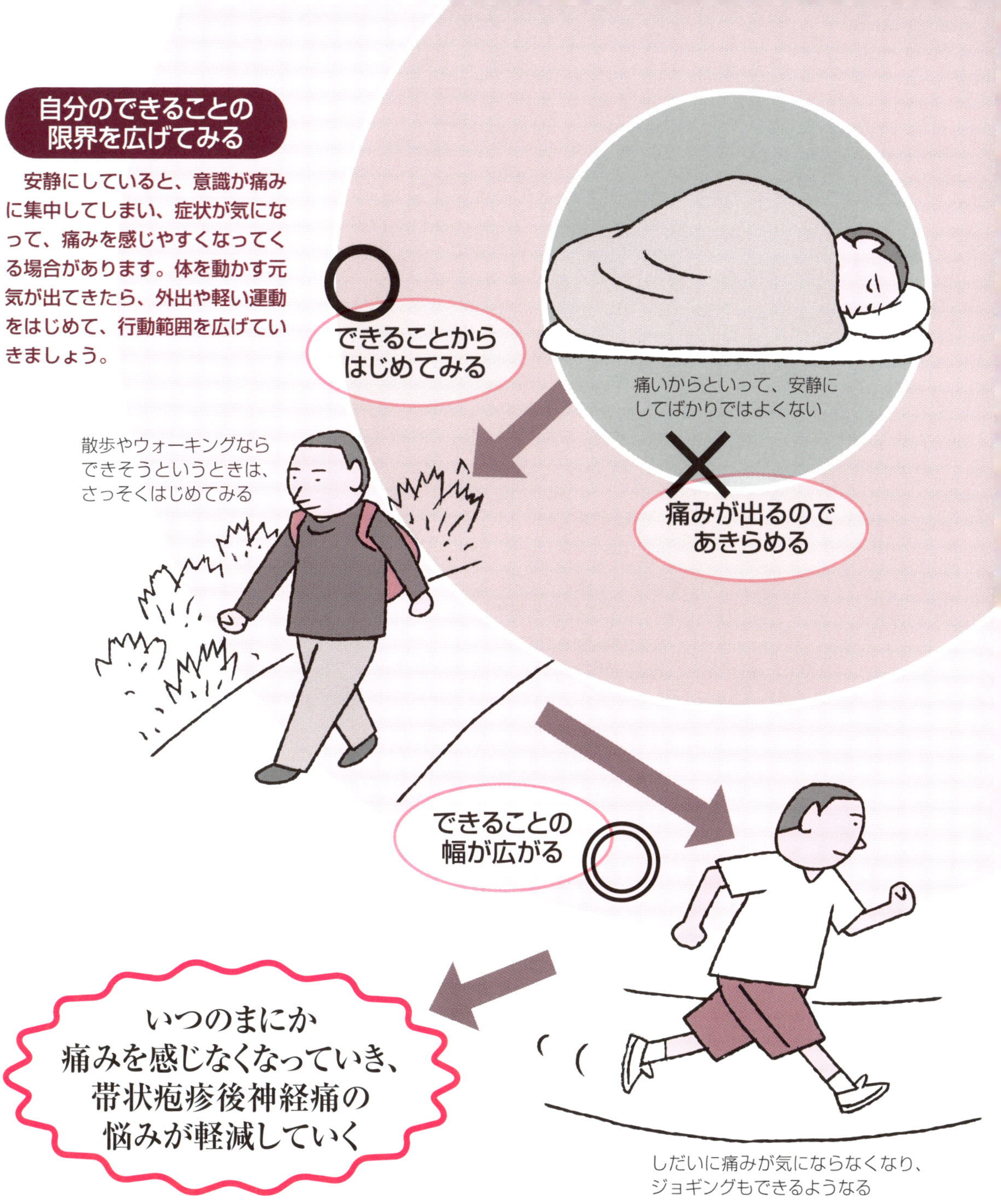
痛いからといって、安静にしてばかりではよくない
×
痛みが出るのであきらめる
○
できることからはじめてみる
散歩やウォーキングならできそうというときは、さっそくはじめてみる
◎
できることの幅が広がる
しだいに痛みが気にならなくなり、ジョギングもできるようなる
いつのまにか痛みを感じなくなっていき、帯状疱疹後神経痛の悩みが軽減していく

COLUMN

帯状疱疹後神経痛は予測できる？

調査や研究が進められている

帯状疱疹後神経痛は、予防するに越したことはありません。発症直後の段階から痛みをおさえることが大切ですが、帯状疱疹後神経痛の発症を予測できれば、より適切な治療ができるでしょう。

そこで専門家は、帯状疱疹後神経痛の危険因子や治療による予防効果を調べ、治療にいかしています。急性期に重症だった場合には帯状疱疹後神経痛のリスクが高いため、発疹がおさまったあとも経過をよくみる必要があります。

ほかにも、皮膚の温度から帯状疱疹後神経痛を予測する研究が進められています。患部の温度が低いほど、帯状疱疹後神経痛が強くなると報告されています。その研究が進めば、新たな検査方法が確立されるかもしれません。

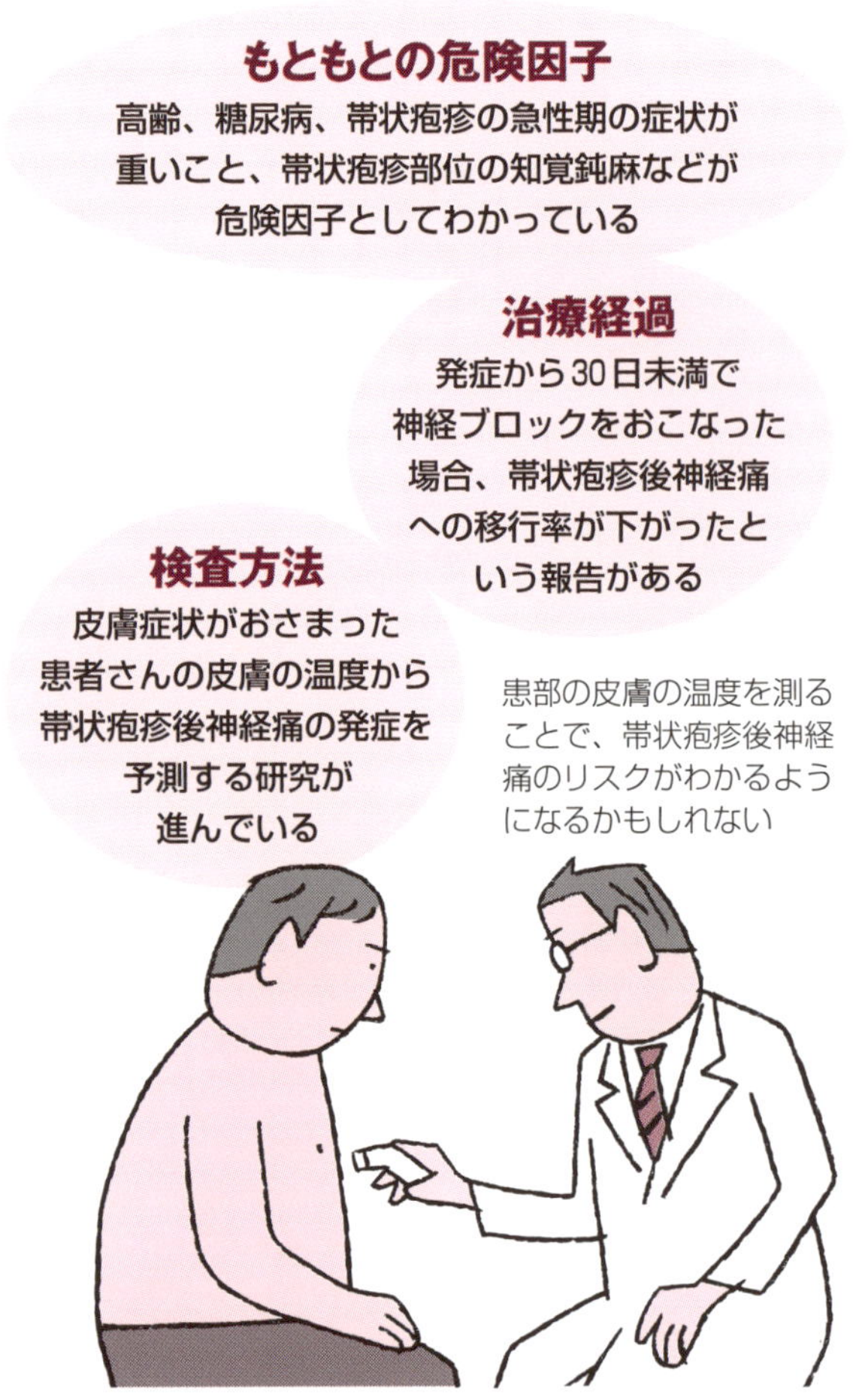
もともとの危険因子
高齢、糖尿病、帯状疱疹の急性期の症状が重いこと、帯状疱疹部位の知覚鈍麻などが危険因子としてわかっている
治療経過
発症から30日未満で神経ブロックをおこなった場合、帯状疱疹後神経痛への移行率が下がったという報告がある
検査方法
皮膚症状がおさまった患者さんの皮膚の温度から帯状疱疹後神経痛の発症を予測する研究が進んでいる

患部の皮膚の温度を測ることで、帯状疱疹後神経痛のリスクがわかるようになるかもしれない

4

なぜ帯状疱疹になってしまったのか

帯状疱疹は子どものころに水ぼうそうにかかったことがある人なら
誰でもかかる可能性があります。
とはいえ、どうして何十年もたってから症状が出るのか
疑問に思う人も多いはず。
そこで、治療や再発予防のためにも
発症のしくみを理解しておきましょう。

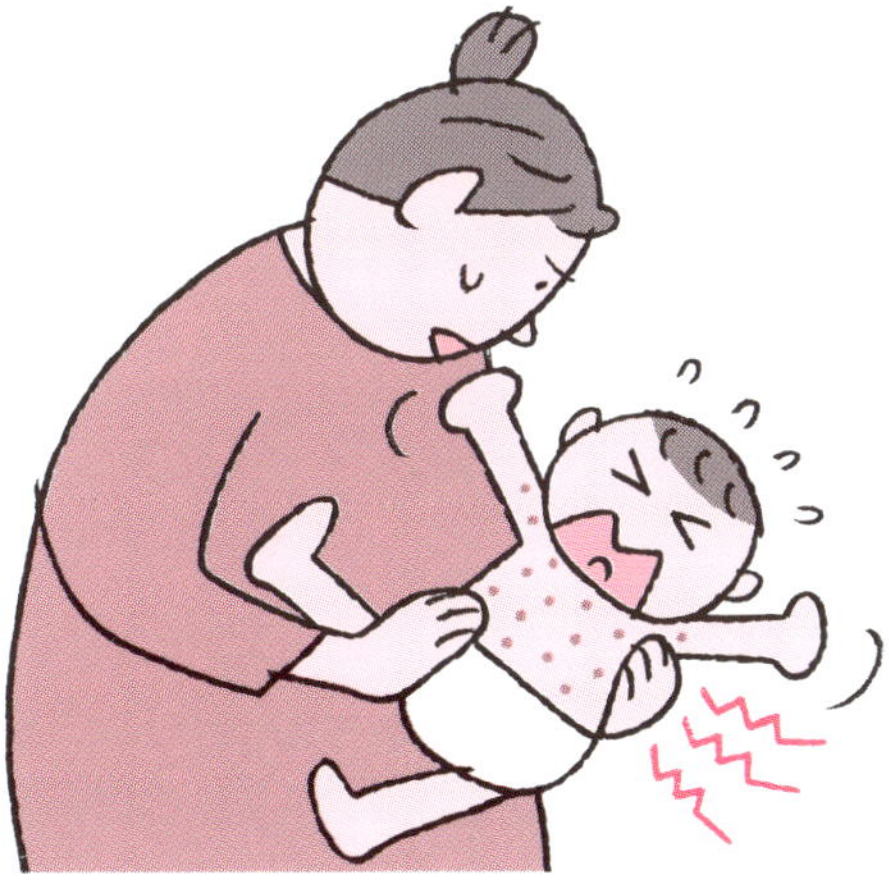

原因①
水ぼうそうのウイルスが再活性化する

子どものころに水ぼうそうにかかると、体内に水ぼうそうのウイルスが潜伏します。のちにそのウイルスが再活性化すると、帯状疱疹が引き起こされます。

帯状疱疹発症のしくみ

水ぼうそうのウイルスを、正確には水痘・帯状疱疹ウイルスといいます。このウイルスは最初に水痘（水ぼうそう）を引き起こし、その後、帯状疱疹を発症させます。感染から帯状疱疹の発症までに、数十年かかる場合がほとんどです。

ウイルスに感染
水ぼうそうのウイルスは人から人へ感染するもの。子どものころに、ほかの子のくしゃみなどを通じて、水ぼうそうのウイルスが体内に入る

水ぼうそうを発症
体内でウイルスが増殖して広がり、水ぼうそうを発症。発疹や発熱などの症状を引き起こす。子どもでは多くの場合、安静にしていれば治る

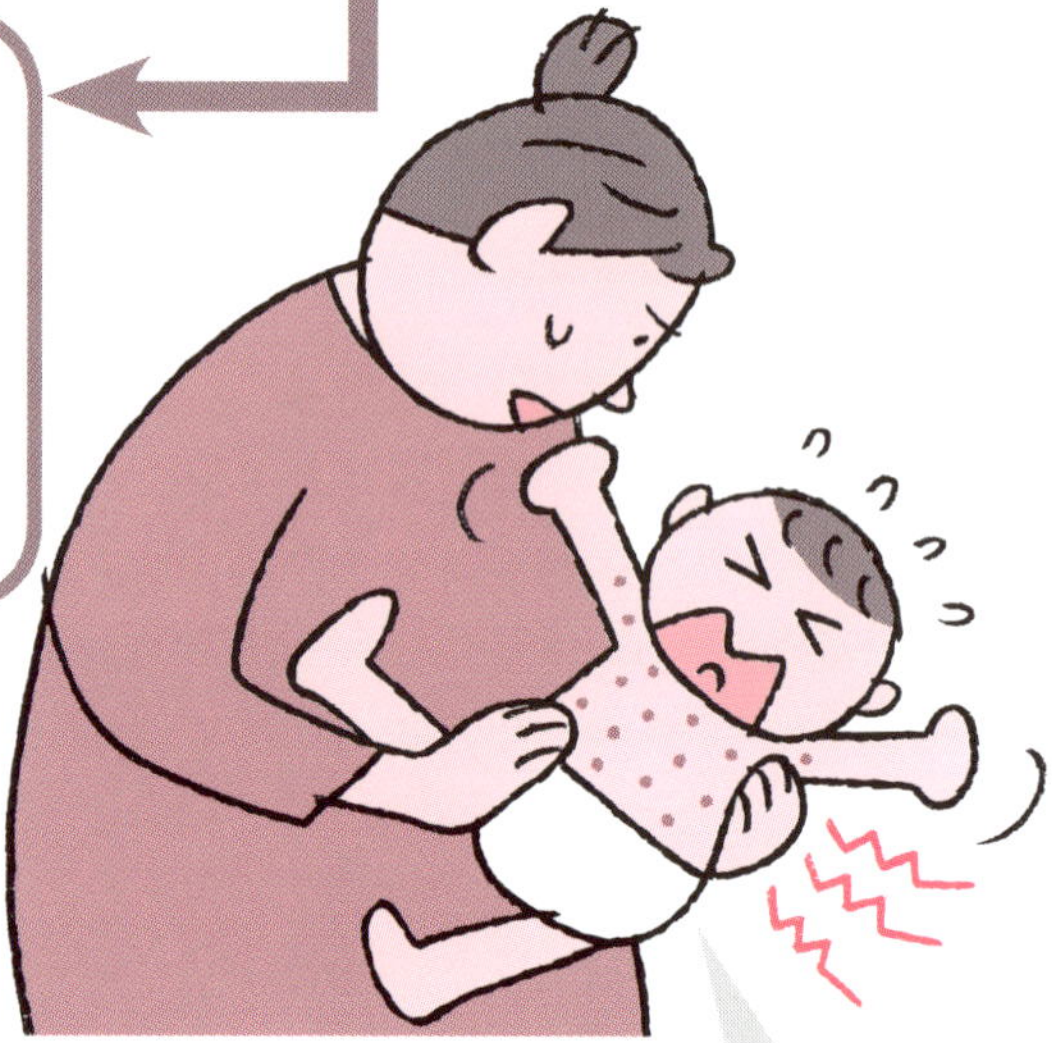

水ぼうそうは1～3歳ごろにかかりやすい病気。全身に発疹が現れ、発熱などの症状に苦しむ

感染は子どものころ
帯状疱疹の原因となるウイルスに感染したのは、じつは子どものころ。そのときは水ぼうそうとして発症している

神経節に潜んでいたウイルスが原因

水ぼうそうにかかったことがある人の体内には、水ぼうそうのウイルスが潜んでいます。

水ぼうそうのウイルスは、通常は体の免疫力によっておさえこまれ、活動しないものですが、加齢などさまざまな要因によって免疫力が低下した人の体内では、増殖

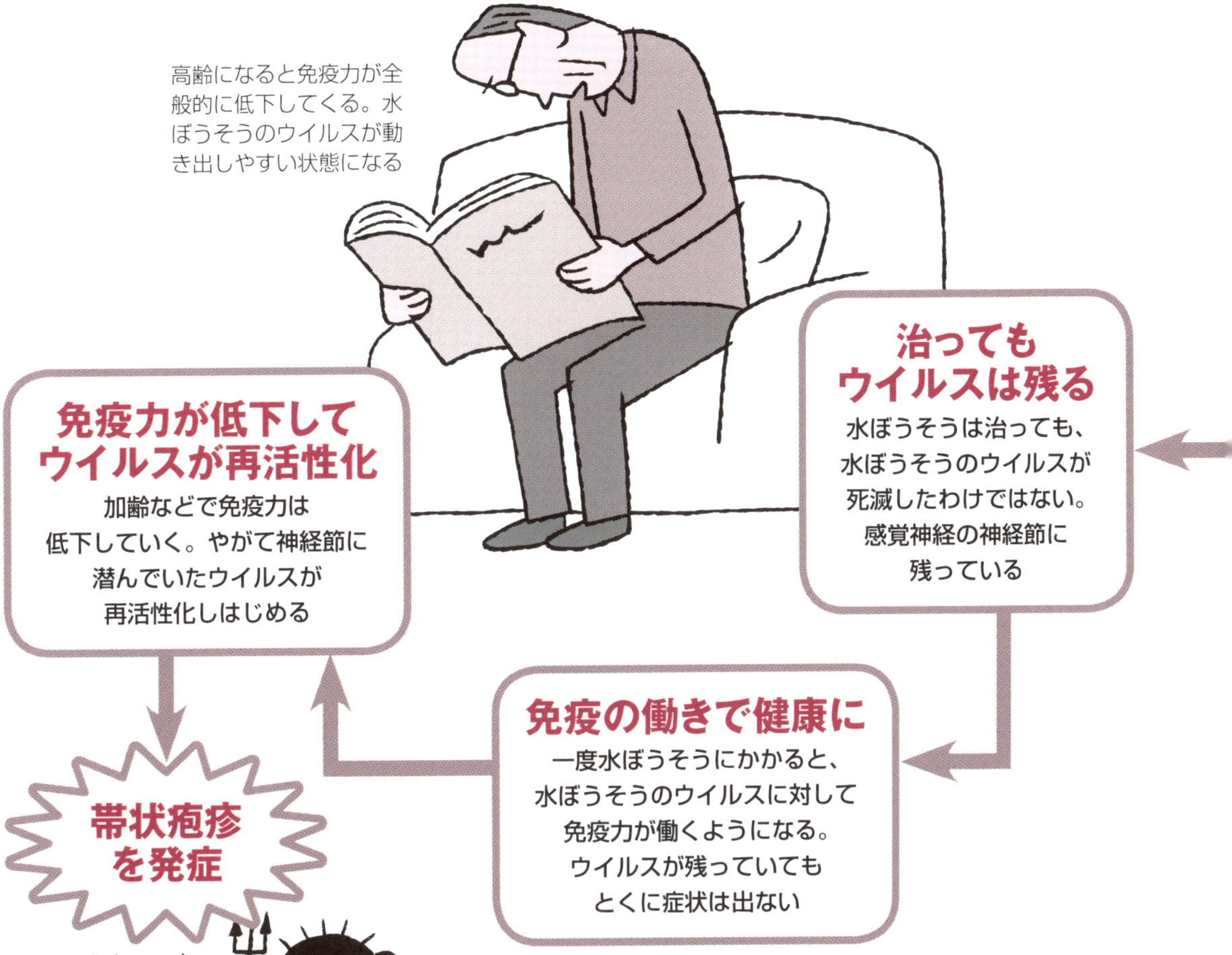
治っても
ウイルスは残る
水ぼうそうは治っても、
水ぼうそうのウイルスが
死滅したわけではない。
感覚神経の神経節に
残っている
免疫の働きで健康に
一度水ぼうそうにかかると、
水ぼうそうのウイルスに対して
免疫力が働くようになる。
ウイルスが残っていても
とくに症状は出ない
免疫力が低下して
ウイルスが再活性化
加齢などで免疫力は
低下していく。やがて神経節に
潜んでいたウイルスが
再活性化しはじめる
帯状疱疹
を発症

高齢になると免疫力が全般的に低下してくる。水ぼうそうのウイルスが動き出しやすい状態になる

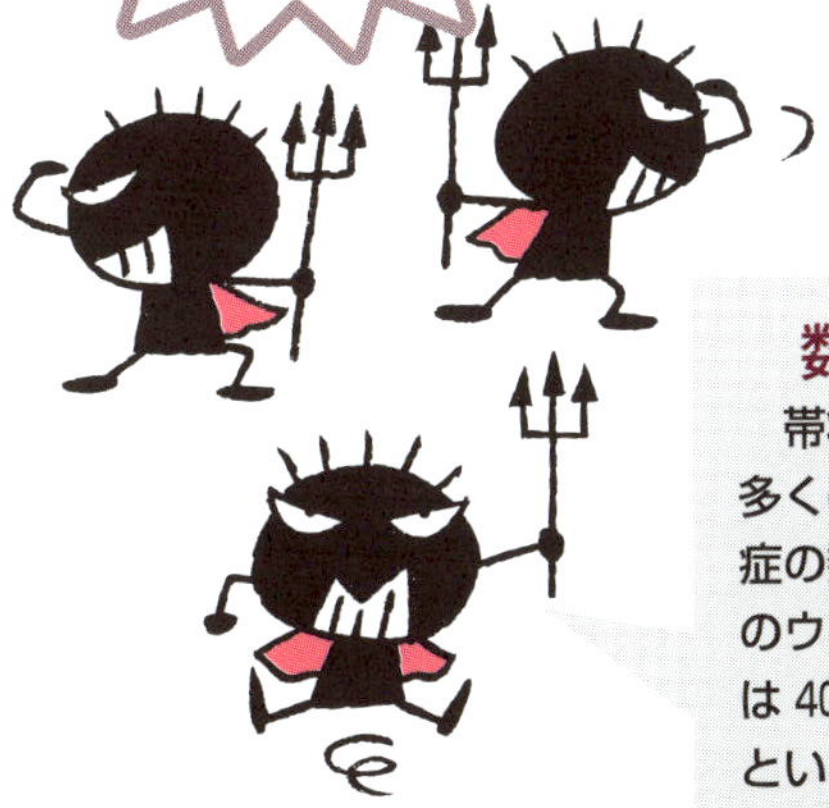

長い間眠っていたウイルスが再び活動をはじめる。増殖して神経へと移動し、痛みを引き起こす

数十年後に発症

帯状疱疹を発症するのは多くの場合、水ぼうそう発症の数十年後。水ぼうそうのウイルスに対する免疫力は 40～50年程度持続するといわれていて、ちょうどその働きが衰えるころに発症しやすくなる

しはじめてしまいます。

そうして増殖したウイルスが神経で炎症を起こしたとき、帯状疱疹が引き起こされます。

つまり、一度水ぼうそうにかかった人は、いずれ帯状疱疹を発症する可能性があるわけです。免疫力を維持できるかどうかが、重要なポイントになります。

原因②

発症する人しない人、再発する人の違い

人が生涯で帯状疱疹にかかる割合は約三〇％で、再発は少ないといわれています。ただ、最近では高齢化に伴って再発する人が増加しています。

三者三様の経過

帯状疱疹に一度もかからずにすむ人がいるいっぽう、一度かかる人、さらには二度までもかかってしまう人がいます。

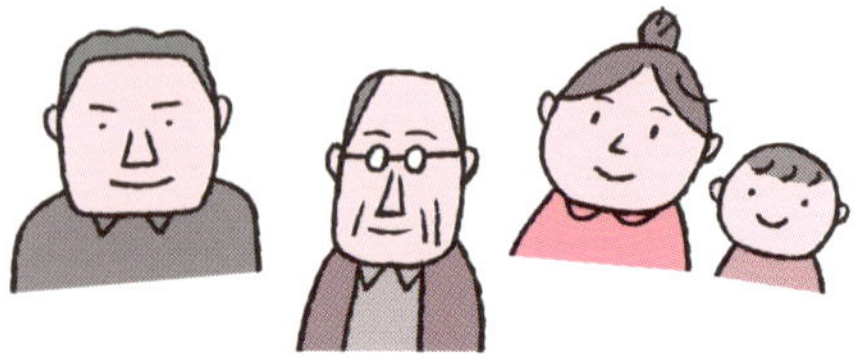

三世代同居のCさん一家は、水ぼうそうにかかった子どもと接する機会が多い家庭

パターンA 一度の帯状疱疹ですんだAさん

Aさんは五〇代の女性。夫と二人でくらしています。子どもが二人いますが、どちらも独立し、いまは同居していません。

子どもたちは、どちらも幼児期に水ぼうそうを発症しました。当時はもちろんみな同居していたので、Aさんが看病しました。

Aさん自身はとくに持病もなく、健康にすごしてきましたが、五〇代になって帯状疱疹を発症。皮膚科で治療を受けました。経過はよく、その後は落ち着いています。

パターンB 再発したBさん

Bさんは七〇代の男性。子どもはもたず、妻と二人で長くくらしてきました。

二〇代のころは仕事が忙しく、Bさんはよく体調をくずしていました。そのころ、帯状疱疹にかかったことがあります。

幸い症状は軽く、一週間程度で治りました。帯状疱疹後神経痛にはなりませんでした。

しかし、それから数十年たって七〇代になったとき、帯状疱疹が再発。再び医療機関を受診しました。

パターンC 一度もかからなかったCさん

Cさんは六〇代の男性。息子夫婦と同居していて、数年前には孫も生まれました。三世代で同居しています。

退職して時間に余裕があるため、息子夫婦が仕事で忙しいときには孫の世話をしています。孫が風邪をひいたときには、病院に連れて行ったりもします。

孫もCさんになついていて、いっしょに遊びたがります。

Cさんはこれまでに帯状疱疹を発症したことがありません。

ポイントは免疫力の違い

発症する人、しない人、再発する人を分けるもののひとつが免疫力です。子育てを通じてブースター効果（73ページ参照）を得られた人は、そうではない人よりも再発しにくいとされています。

パターンA

典型的な帯状疱疹の発症パターン

Aさんは子どもが2人いる。子どもたちが水ぼうそうにかかったことでブースター効果が得られた。しかし、加齢によりその効果が薄れた50代で発症。このような経緯をたどる人が多く、帯状疱疹の典型的なパターンとなっている

パターンB

子どもがいないため、免疫力が低下しやすかったパターン

Bさんは若いころから根をつめて働いていたため、疲れやストレスがたまり、免疫力が低下。20代で早くも帯状疱疹を発症した。当時はすぐに治ったが、自身に子どもがいないため、ブースター効果が得られず、高齢になってまた帯状疱疹を再発した

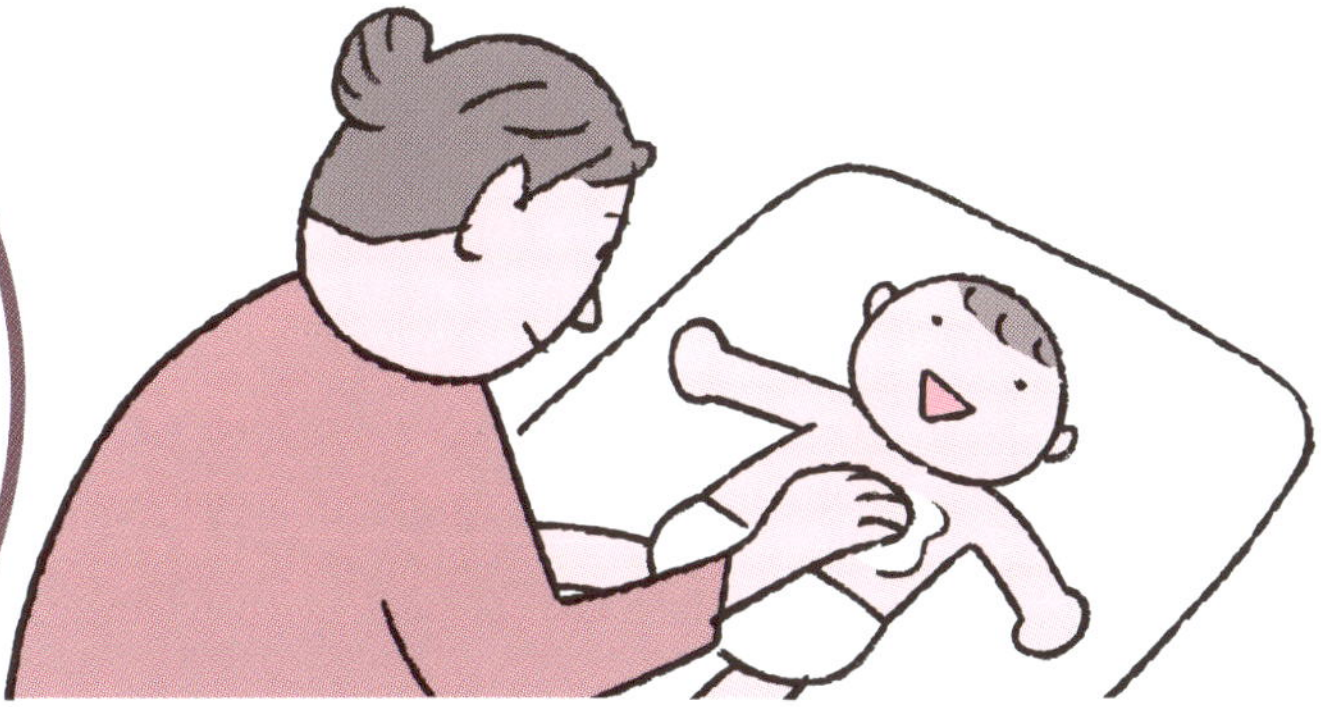

子どもや孫が水ぼうそうにかかったとき、看病していると帯状疱疹への免疫力がつく

パターンC

子どもや孫とのふれあいのなかで免疫力がついたパターン

Cさんは息子が子どものころと、孫が生まれたあと、二度にわたって水ぼうそうの子どもの看病をしたため、免疫力がついた。高齢になっても帯状疱疹を発症しないのは、何度もブースター効果が得られたから

近年では再発も増えている

人は生涯をとおして、約三〇％の割合で帯状疱疹になるといわれており、その割合は加齢に伴い増えます。二〇～三〇代では約二〇％なのに対し、八五歳になると約五〇％にもなります。

以前は、一度かかれば再発する心配はないと考えられていました。しかし、近年は高齢化が進み、長生きする人が増えるにつれて再発する人も増加しています。

原因③

同様の病気に「ヘルペス」がある

帯状疱疹の原因となる水ぼうそうのウイルスには数種類の仲間がいます。なかでもよく似ているのが、単純ヘルペスウイルスの1型と2型です。

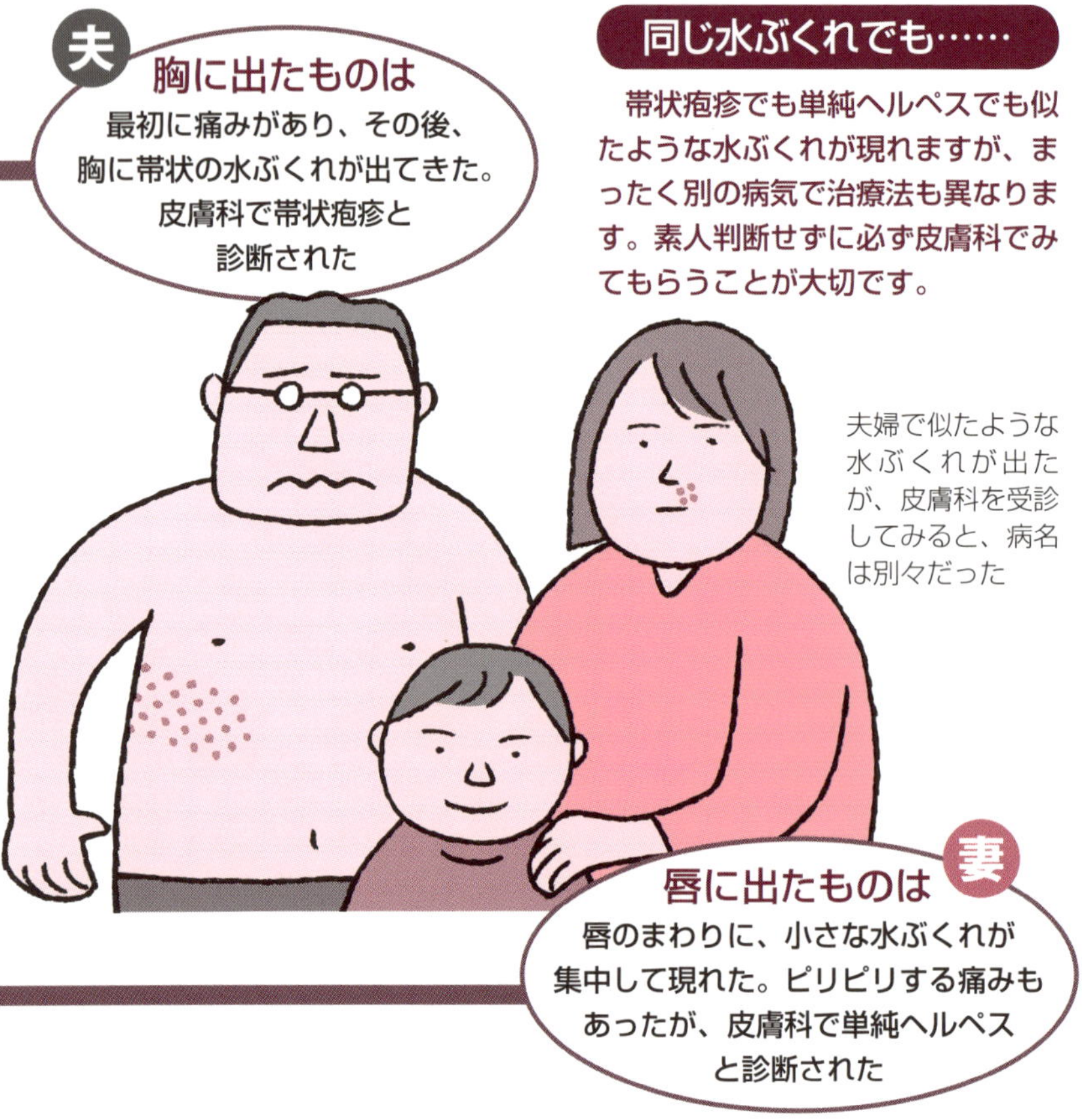

同じ水ぶくれでも……
帯状疱疹でも単純ヘルペスでも似たような水ぶくれが現れますが、まったく別の病気で治療法も異なります。素人判断せずに必ず皮膚科でみてもらうことが大切です。
夫
胸に出たものは
最初に痛みがあり、その後、胸に帯状の水ぶくれが出てきた。皮膚科で帯状疱疹と診断された
妻
唇に出たものは
唇のまわりに、小さな水ぶくれが集中して現れた。ピリピリする痛みもあったが、皮膚科で単純ヘルペスと診断された

夫婦で似たような水ぶくれが出たが、皮膚科を受診してみると、病名は別々だった

単純ヘルペスと帯状疱疹は関わりの深い病気

帯状疱疹の原因である水ぼうそうのウイルス（水痘・帯状疱疹ウイルス）には、ヘルペスウイルスという同じグループの仲間がいることがわかっています。

八種類のヘルペスウイルスが発見されていて、それぞれ特有の疾患の原因になります。なかでもとくに帯状疱疹と似ている症状が出るのが、単純ヘルペスウイルスの1型と2型です。

水ぼうそうのウイルスも単純ヘルペスウイルスも子どものころに感染することがあり、神経節に潜伏するという共通点があります。ただ、潜伏しやすい部位と症状の現れ方などは異なります。

原因のウイルスが違う

帯状疱疹と単純ヘルペスはよく似た病気です。どちらも、体内に潜伏していたウイルスの増殖によって、赤い発疹や痛みが起こります。ただ、似てはいますが、原因となるウイルスが違うため、経過は異なります。

夫 水痘・帯状疱疹ウイルス

HHV−3

初感染時は水ぼうそうとして発症し、再発時に帯状疱疹として現れる。帯状疱疹ではウイルスが神経内を移動するため、痛みが強い

ヘルペスウイルス

帯状疱疹を引き起こす水ぼうそうのウイルスも、単純ヘルペスの原因となるウイルスも、ヘルペスウイルスの一種。ヘルペスウイルスにはほかにも、肝炎や脳炎の原因となるものもある

EB(エプスタインバール)ウイルス
サイトメガロウイルス
(HHV−4・5)

ヒトヘルペスウイルス6・7
(HHV−6・7)

ヒトヘルペスウイルス8
(HHV−8)

妻 単純ヘルペスウイルス

HHV−1・2

初感染時は水ぶくれのほかに、発熱やリンパ節のはれがある。再発時にも水ぶくれができるが、症状は軽め

原因は

ヘルペスだとわかったら

顔に赤い発疹があり、痛みが出た場合には、帯状疱疹かもしれません。しかし、単純ヘルペスの可能性もあります。

患者さん本人が判断できることではないので、皮膚科でみてもらいましょう。医師が水ぶくれの状態をみたり、発症の経緯を聞いたりして、どちらか診断してくれます。わかりにくい場合には血液検査で調べることもできます。

単純ヘルペスだとわかったら、アシクロビルなどの抗ウイルス薬を使って治療をはじめます。単純ヘルペスは再発しやすいので、再発を防ぐため、予防的に抗ウイルス薬を使うこともあります。

検査

基本的には問診と患部をみる視診で診断できる。血液や患部の細胞を採取する検査もある

治療

原因はウイルスなので、帯状疱疹と同じように抗ウイルス薬を中心とした薬物療法をおこなう

関連要因①

過労やストレスで弱った体が危ない

過労やストレスが帯状疱疹の発症に関わることはすでに解説しましたが、それは免疫力を低下させ、体内に潜む水ぼうそうのウイルスの再活性化をうながしてしまうからです。

時期や持病、免疫力の落ち具合などが重なる

水ぼうそうにかかった人はみな帯状疱疹になる可能性があるのですが、実際には発症する人と発症しない人がいます。その違いを分けるのは、免疫力だと考えられています。

水ぼうそうのウイルスが再活性化するしくみはまだわかっていませんが、過労やストレス、加齢などが誘因になります。

なかでも顕著なのが過労です。決算期や連休後、お盆や年末年始などには患者さんが増えるともいわれていて、過労やストレスから一時的に免疫力が低下することがウイルスの再活性化を招くと考えられています。

月によって患者数が違う

帯状疱疹の患者数を調べたある統計では、8月や11月に発症する人が多いという結果が出ています。7月や12月にはさほど多くないので、夏と冬に発症が増えるということではなさそうです。

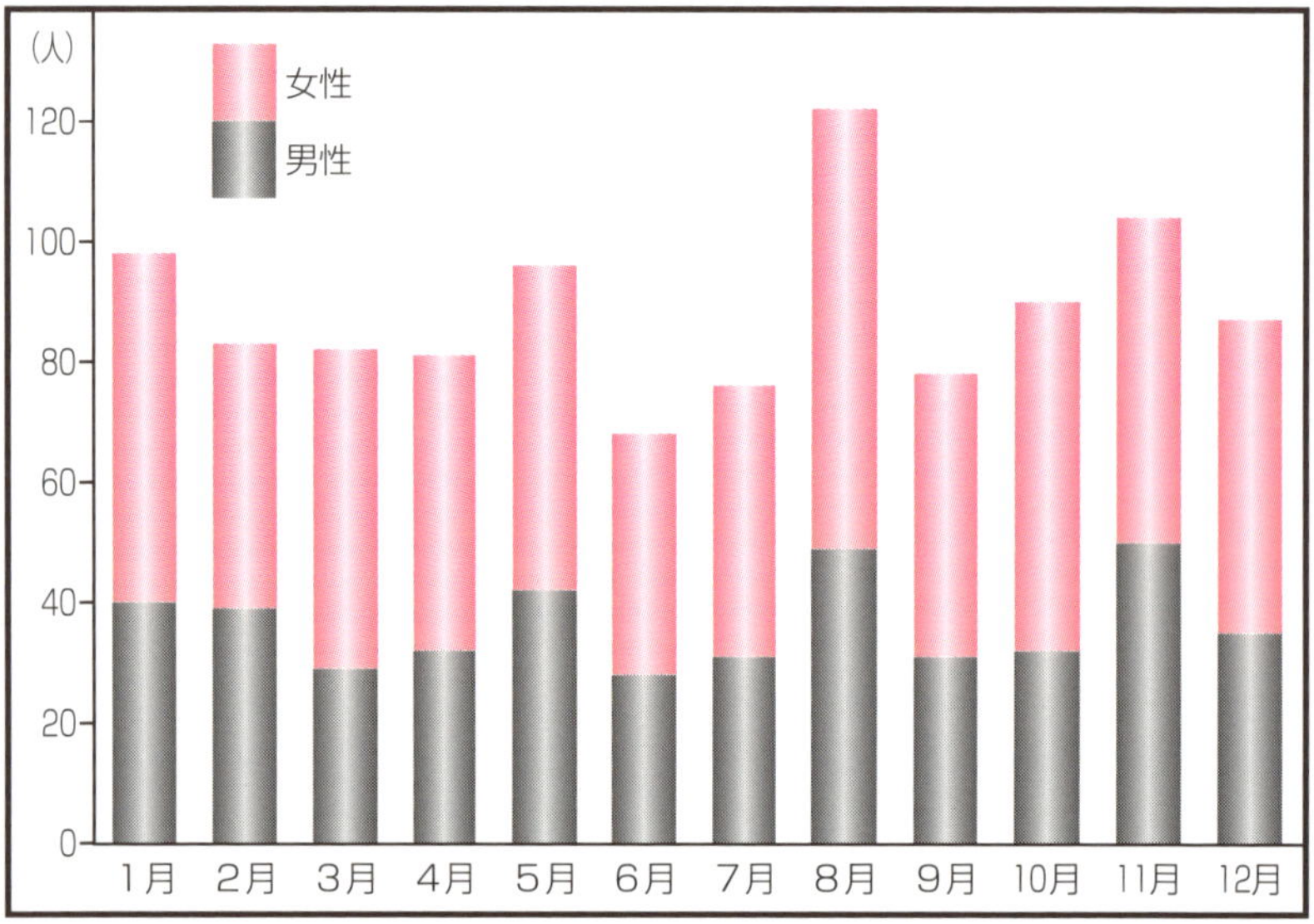

総合病院6施設、診療所5施設で患者さん1065人を調べた統計。最少が6月、最多が8月となった

『日本皮膚科学会雑誌』第113巻第8号（社団法人日本皮膚科学会）より

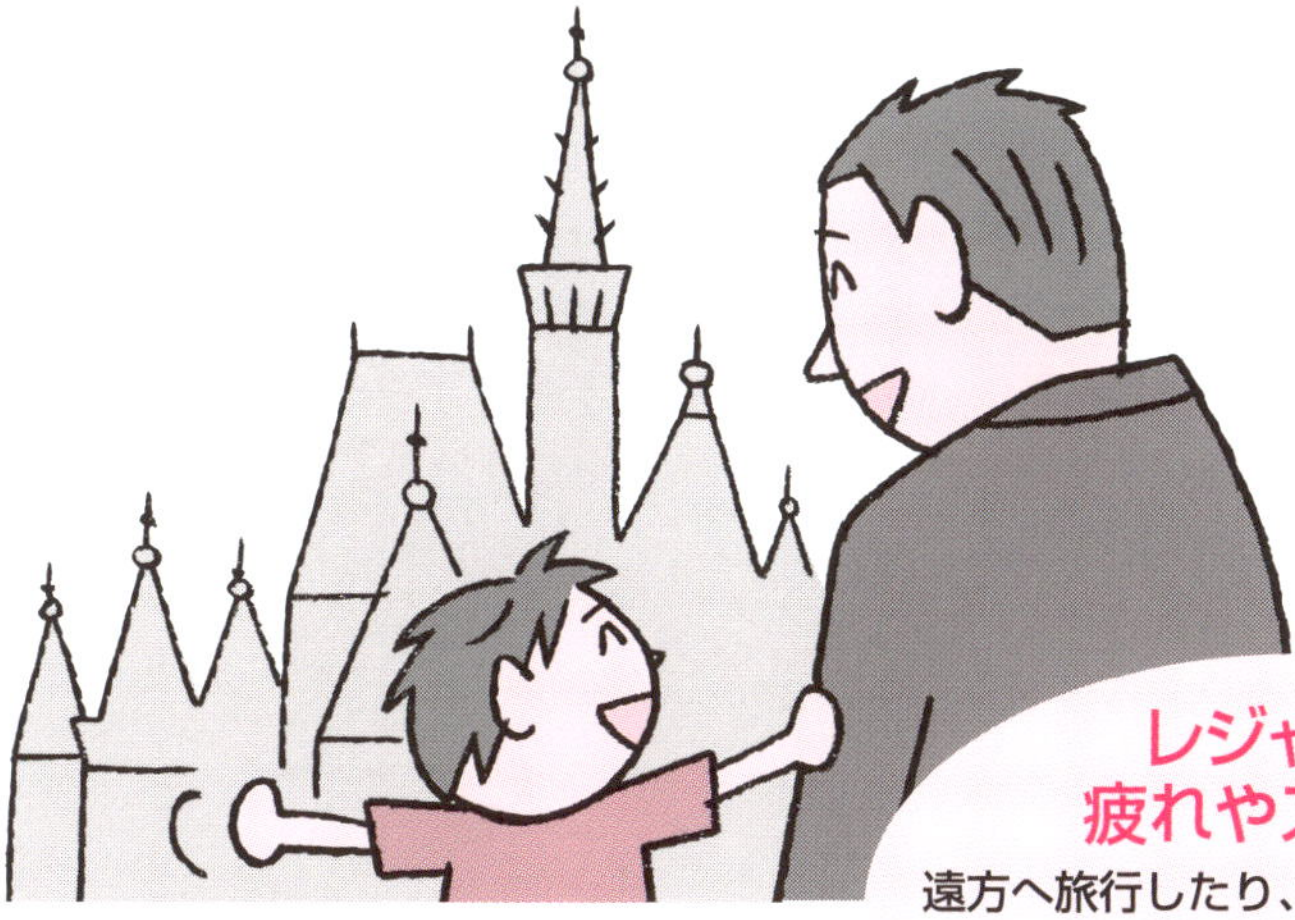

休みに家族で遊園地に出かけると、楽しくて無理をしてしまい、疲れがたまる

楽しいことも苦しいことも一因に

　過労とストレスというと、働きすぎて苦しむことをイメージするかもしれませんが、反対に楽しく遊ぶことでも、疲れやストレスがたまるときがあります。体に負担をかければ、発症をうながしたり、急性期の症状を悪化させたりします。

レジャーの疲れやストレス

遠方へ旅行したり、遊園地やゴルフ場などで朝から遊んだりすると、気持ちが興奮するため、心身に負担がかかる

仕事の疲れやストレス

ストレスは免疫力を下げ、ウイルスの活性化をうながしてしまう。仕事で無理をするのももちろんよくない

どちらも体の負担に

楽しいことでも苦しいことでも、ストレスがかかれば体の負担になる。帯状疱疹の急性期には、旅行や運動など体力を使うことはさける

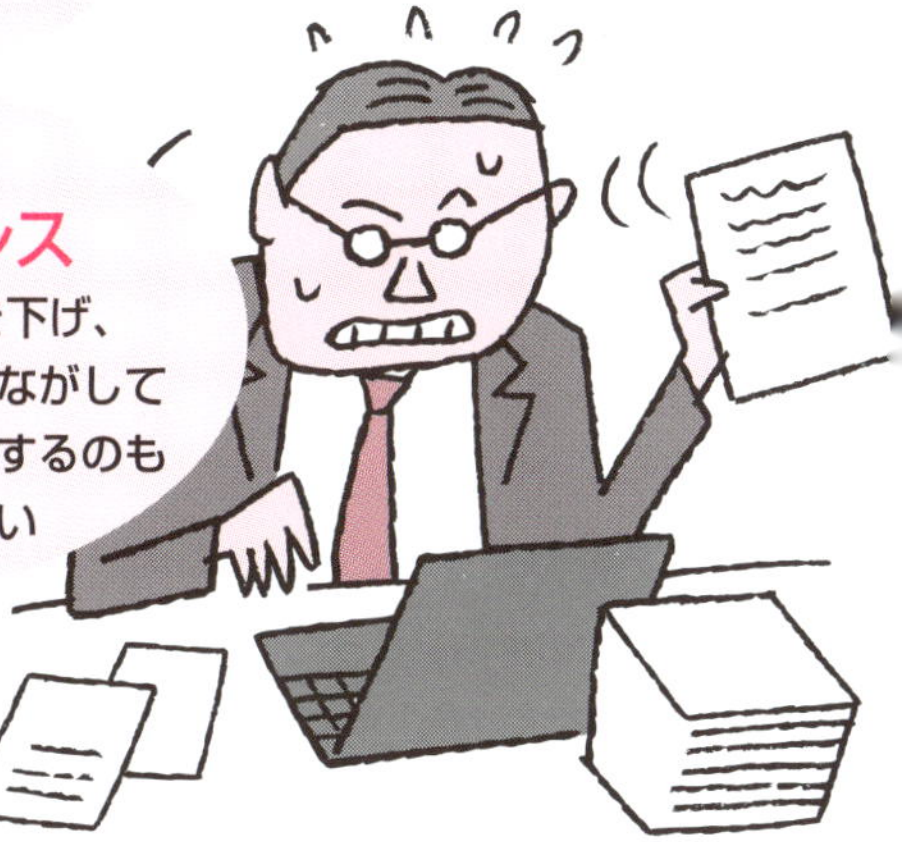

仕事で多忙な日々をすごしていると、若くても帯状疱疹を発症することがある

水ぼうそうと帯状疱疹の関係

　水ぼうそうにかかった人と接触すると、免疫力がつき、帯状疱疹を発症しにくくなります。これを「ブースター効果」といいます。ブースターとは機械の働きなどを増幅する装置のこと。免疫力を増幅するようなイメージです。

　かつての日本は二世代三世代がいっしょに暮らし、子どもも多く、その子どもが水ぼうそうにかかるたびにブースター効果が得られたのですが、現代は核家族や少子化でこうした機会が減っています。そのため、帯状疱疹にかかる人は今後さらに増えると予測されます。

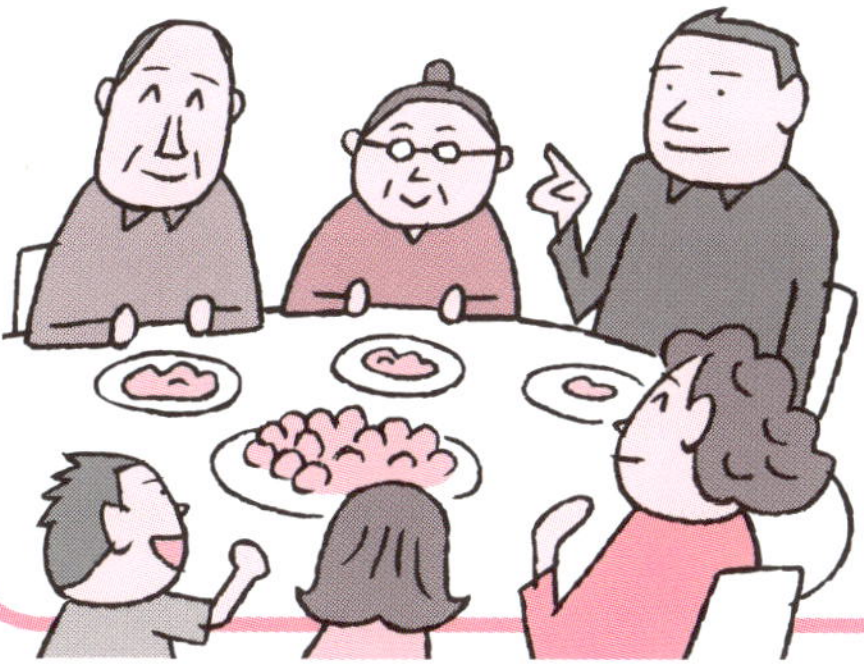

家族でともにすごすことがブースター効果を高めていた

関連要因②

五〇代をすぎると発症しやすくなる

帯状疱疹にかかる人は、年代によって差があることがわかっています。五〇代以降にとくに多くなってきます。

20〜30代でも発症

20〜30代は子どものときに獲得した免疫がやや弱まってくるのに加え、働き盛りの時期で仕事も多忙をきわめ、過労から免疫力低下を招きやすくなります。その影響で帯状疱疹にかかる人がいます。

グラフは帯状疱疹と帯状疱疹後神経痛の患者数を一定期間、年齢別に集計したもの。50代以降になるとかなり増えてくるのがわかる

水痘・帯状疱疹ウイルスに対する免疫力低下
＋
過労やストレスなど

20〜30代は子どものころにかかった水ぼうそうに対する免疫力がちょうど衰えてくる時期。ここに過労やストレスが加わると帯状疱疹を発症することがある

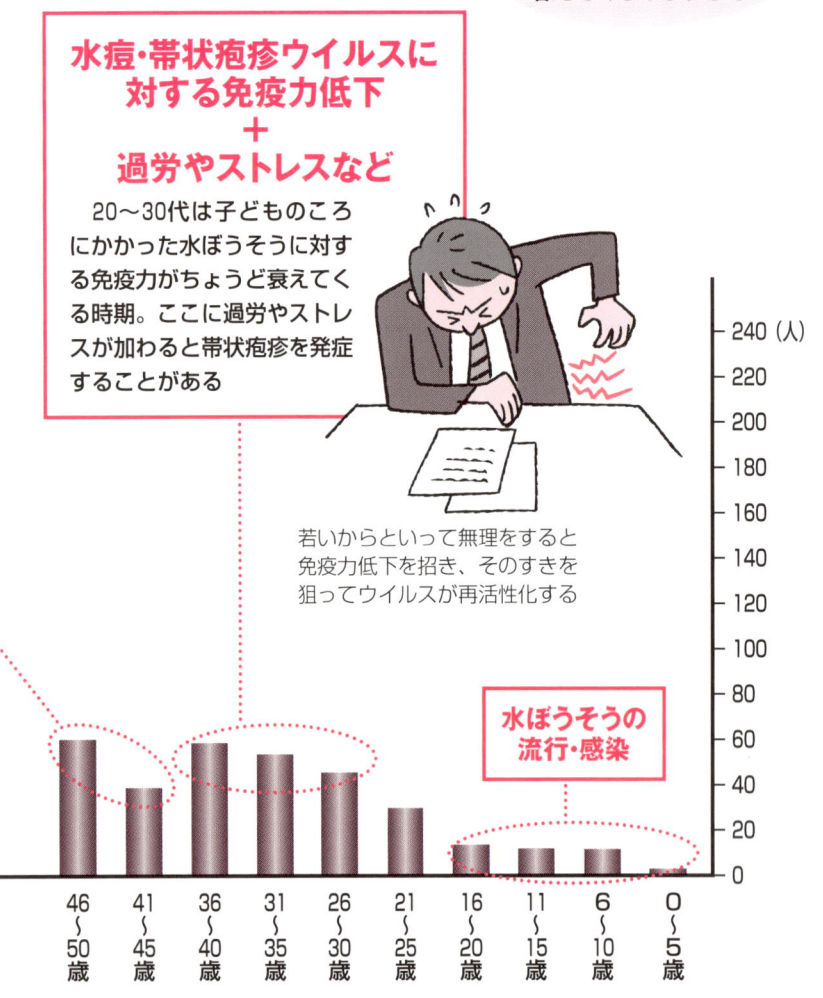

若いからといって無理をすると免疫力低下を招き、そのすきを狙ってウイルスが再活性化する

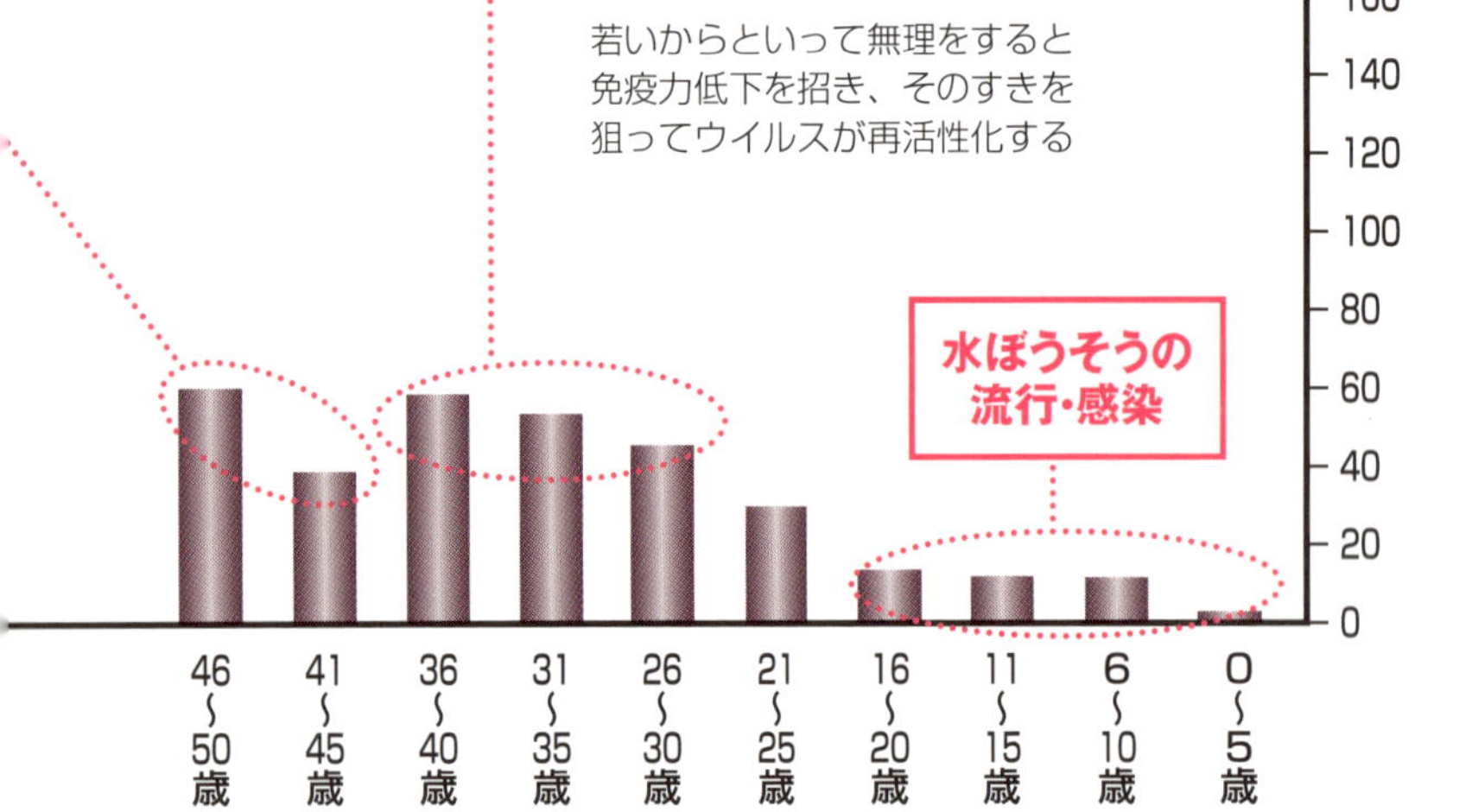

240（人）
220
200
180
160
140
120
100
80
60
40
20
0
水ぼうそうの流行・感染
46〜50歳
41〜45歳
36〜40歳
31〜35歳
26〜30歳
21〜25歳
16〜20歳
11〜15歳
6〜10歳
0〜5歳

働き盛りのころに発症がみられる

日本人の場合、二〇歳未満までは帯状疱疹にかかる人は多くありませんが、二〇代からは発症する人もちらほらみられます。仕事や家事で忙しくなり、無理をして過労になることが増えてくるためだと考えられています。

五〇代以降は全体的な免疫力低下に注意

発症のピークは五〇代以降です。過労やストレスに加え、加齢によって免疫記憶細胞といった免疫細胞が減ってくるため、免疫力が低下してきます。

そのため、水ぼうそうのウイルスが再活性化しやすくなり、帯状疱疹にかかる人が非常に多くなってくるのです。

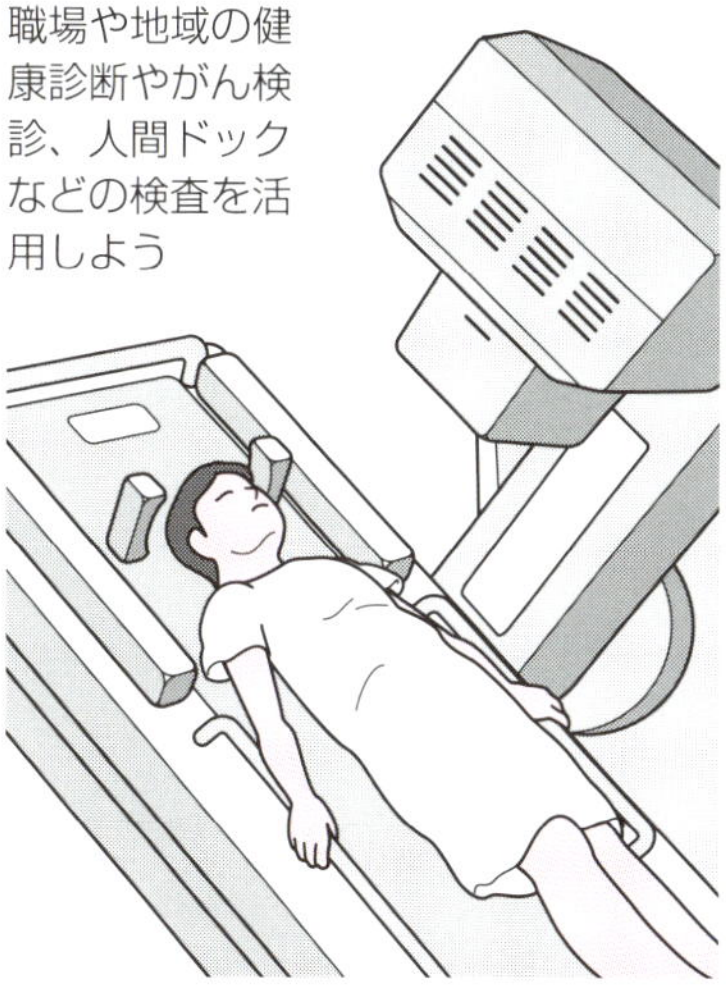

職場や地域の健康診断やがん検診、人間ドックなどの検査を活用しよう

50代以降に増えていく

帯状疱疹は50代以降になると急激に増えます。加齢に伴う免疫力の低下により、ウイルスの再活性化が起こりやすくなるためです。また、この年代には糖尿病やがんなどの免疫力低下に影響する病気を抱える人が増えることも関係しています。

子どもが水ぼうそうに

40代は、子育て中に子どもが水ぼうそうにかかり、ブースター効果によって免疫がつく

すべての病気に対する免疫力低下

帯状疱疹だけでなく、帯状疱疹後神経痛への移行も多い。さらに、帯状疱疹にはがんが関係しているものもあり、油断は禁物（90ページ参照）

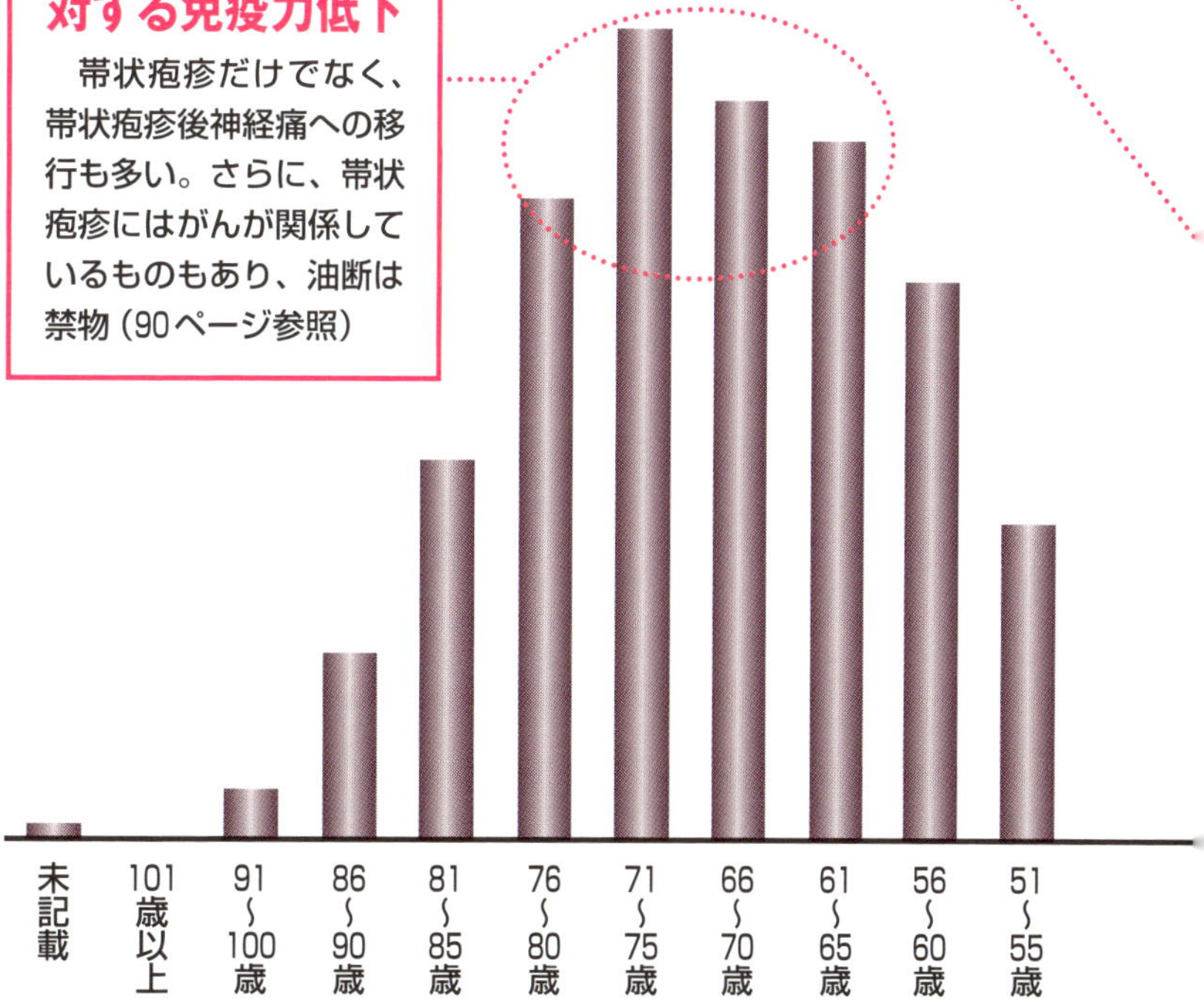

未記載
101歳以上
91～100歳
86～90歳
81～85歳
76～80歳
71～75歳
66～70歳
61～65歳
56～60歳
51～55歳

『日本皮膚科学会雑誌』第119巻第9号（社団法人日本皮膚科学会）より。日本全国170施設の統計

悪化の要因①

ウイルスは神経にそって帯状に広がる

帯状疱疹の代表的な症状は、皮膚に現れる発疹や水ぶくれです。体の左右どちらか片側に、帯状に集中して現れます。また、皮膚症状の出現に伴って強い痛みがあるのが特徴です。

病気が進むと神経にそって疱疹が広がる

帯状疱疹では皮膚の症状が出る前から患部に痛みや違和感が数日間続き、そのうち皮膚に小さな赤い発疹が出て異常に気づくという場合がほとんどです。

発疹は米粒ほどの大きさで、狭い範囲に数個が集中して現れ、進行に伴ってしだいに帯状に広がっていきます。これが帯状疱疹という名前の由来です。

このように帯状に発疹が広がるのは、水ぼうそうのウイルスが神経で増殖しながら移動していくからです。神経の分布にそって動くため、発疹も帯状に広がるのです。症状は体の左右どちらかだけなのも特徴のひとつです。

帯状疱疹はどこに出るのか

帯状疱疹では体の左右どちらか片側にだけ症状が出ます。また、ウイルスが神経内を移動するため、神経にそって、その部分に帯のように発疹が広がっていきます。

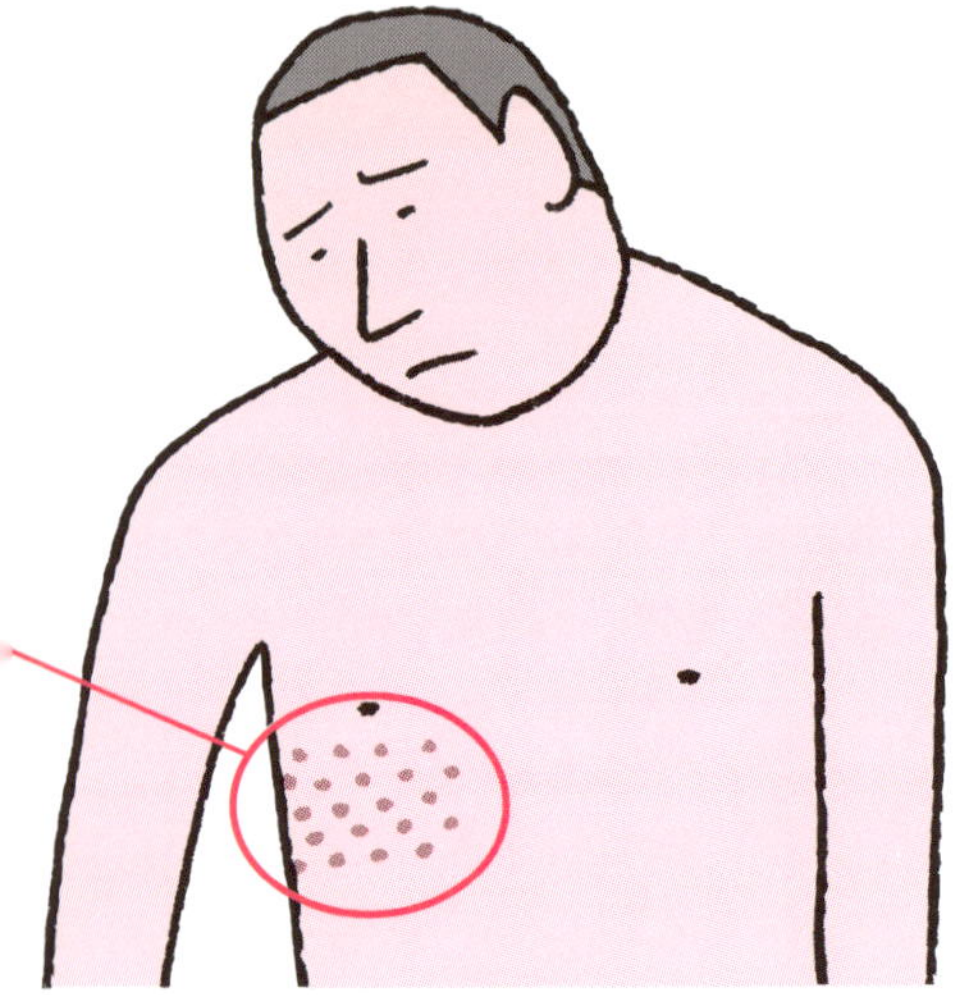

帯状疱疹の症状は体の左右どちらか片側だけに出る

Q 悪化したら発疹がどんどん広がる?

A 広がるのは神経の範囲内

ウイルスが潜伏する感覚神経は、脊髄を中心に体の左右対称に分布している。帯状疱疹は基本的にそのうちひとつの神経の支配領域に発症する。左右両側や全身に広がることは少ない。

Q 発疹が広がらなければ軽症?

A そうとは限らない

発疹が広範囲におよぶのは重症だが、範囲が狭ければ軽症とは限らない。痛みが強い場合には、重症のこともある。

体内の神経の分布と一致する

水ぼうそうのウイルスは感覚神経の神経節に潜んでいて、再活性化するとそこから神経にそって移動します。そのため、皮膚症状の広がり方は体内の神経の分布と一致します。

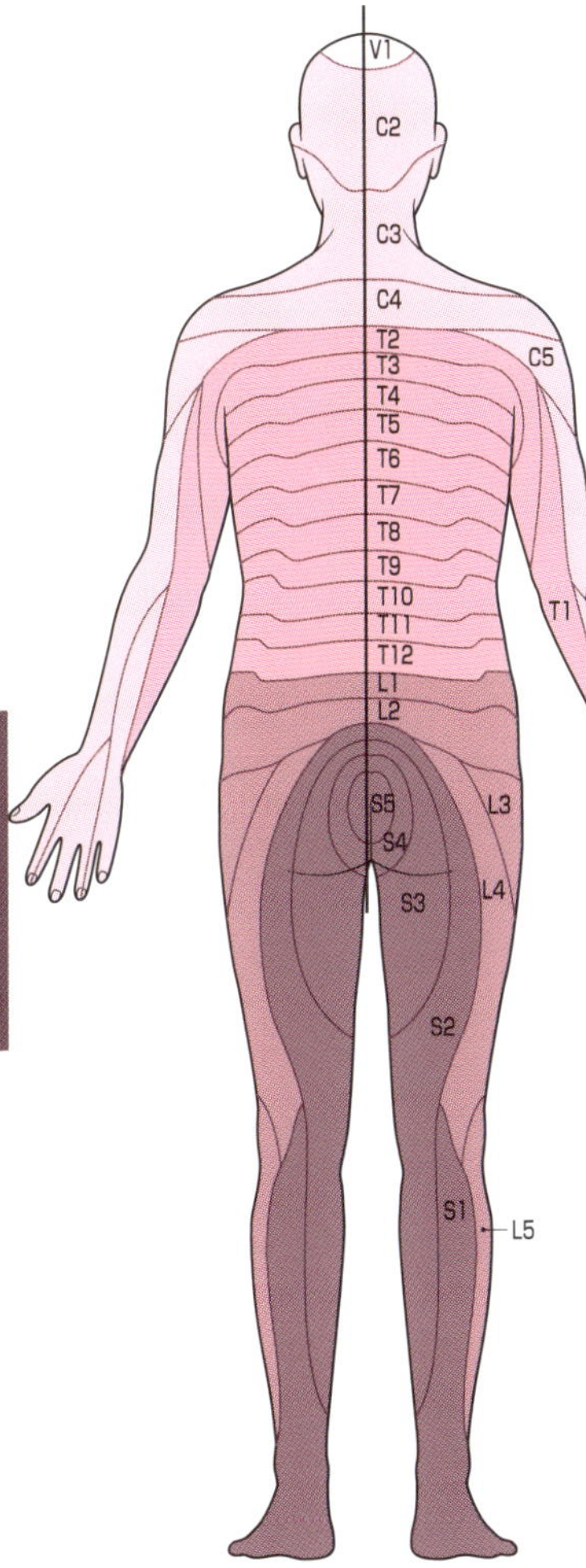

三叉神経（V1〜3）
３つに分かれている。第１枝（V1）はひたいから目、鼻柱。第２枝（V2）は鼻の下から上唇、上あご。第３枝（V3）は耳、舌、ほおの内側、下あご、下唇

頸神経（C2〜8）
首から肩、腕から手指の外側

胸神経（T1〜12）
鎖骨の下からへそへ。胸と背中の両面

腰神経（L1〜5）
へその下から腰、脚の前側

仙骨神経（S1〜5）
尻の中心から脚の後ろ側、足の小指側の甲

神経がのびる方向にそって発症

発疹が帯状に広がるのは、神経の支配領域（デルマトーム）にそっているため

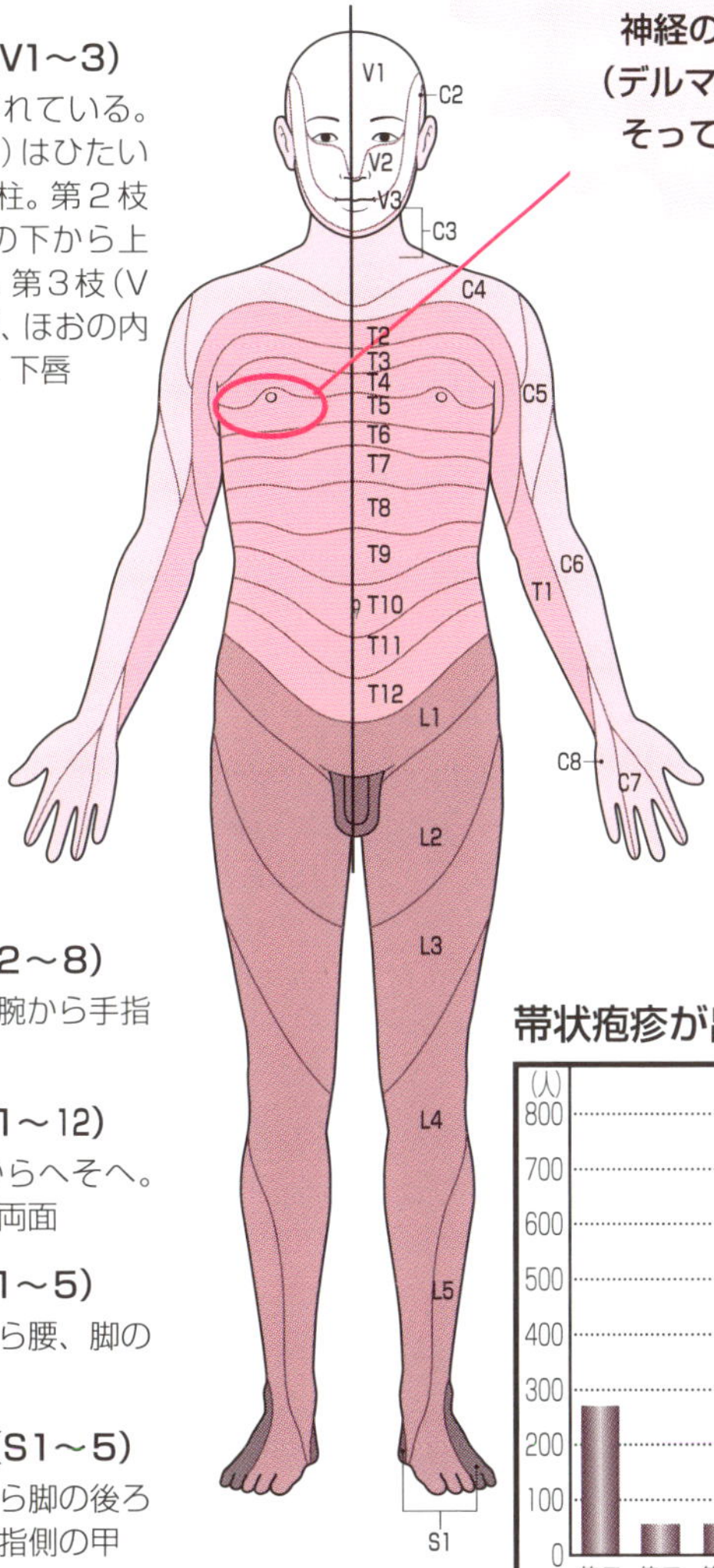

帯状疱疹が出やすい部位

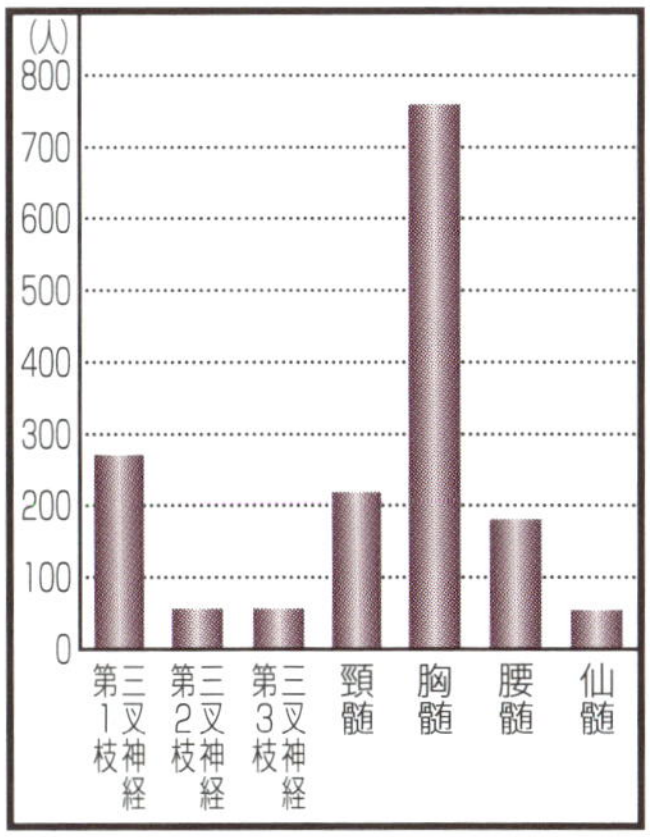

本田まりこ著『新版 帯状疱疹・単純ヘルペスがわかる本』（法研）より

悪化の要因②

耳や目などにウイルスが移ると合併症に

帯状疱疹が重症化すると、耳や目、腹部などの神経に障害が起こり、合併症を生じる場合があります。早めに治療を受け、合併症の発生を予防しましょう。

合併症1 耳の痛みがある場合

耳やほお、下あご、首、口の中などに帯状疱疹ができて、その後、耳の痛みが出はじめた場合、合併症が起こる可能性があります。耳の痛みに気づいたら、すぐに皮膚科や耳鼻科を受診しましょう。

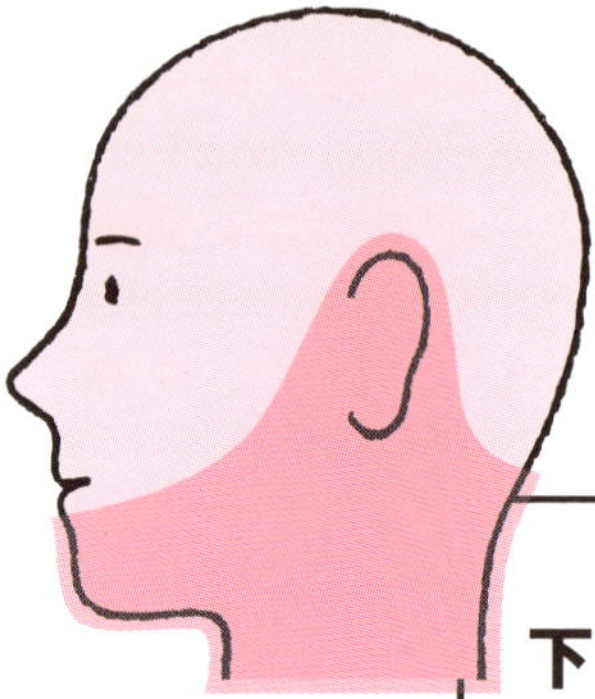

耳やほお、下あご、首、口の中に帯状疱疹が発症

症状

帯状疱疹のあと、耳が痛む

帯状疱疹ができてから耳が痛みはじめ、その痛みが数日間から１週間ほど続く場合、合併症の発生が疑われる

治療

痛みがあったらすぐに受診する

耳の痛みのあとに、めまいや難聴、顔面神経マヒなどが症状として残ってしまう場合がある。そのような症状が出ることを「ラムゼー・ハント症候群」という。早期に受診し、薬物療法を受けることで発症を予防できる

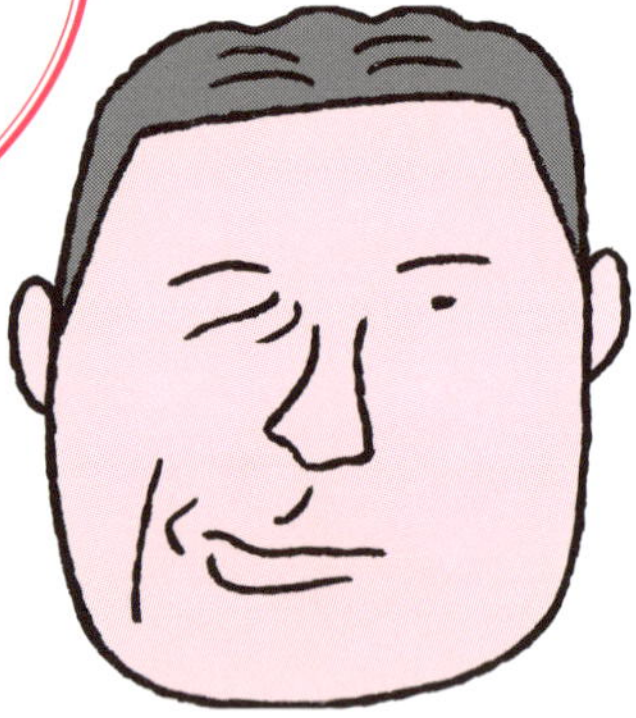

顔面神経マヒが生じると、目や口を動かすことが難しくなる。薬物療法などの治療によって、その発症を防げる

合併症2 目の痛みがある場合

目の上や鼻、ひたいに帯状疱疹ができて、その後、目の痛みが出はじめたら、合併症が起こる可能性があります。皮膚科や眼科を受診しましょう。

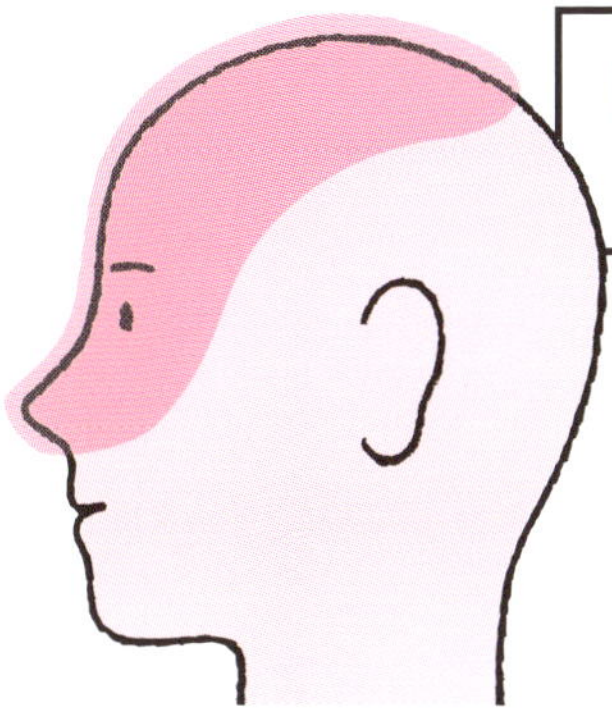

目の上やひたいに帯状疱疹が発症

症状

頭痛や倦怠感があり、あとで目の痛みが出てくる

帯状疱疹が目の上や鼻、ひたいにできた場合、最初に頭痛や倦怠感があるが、その後、目の痛みが出てくると、合併症の発生が疑われる

治療

皮膚科や眼科でみてもらう

目の痛みのあとに、角膜炎やぶどう膜炎といった目の病気にかかる場合がある。皮膚科や眼科でみてもらい、薬物療法などの治療を早期に受ければ、合併症の発生を防ぐことができる

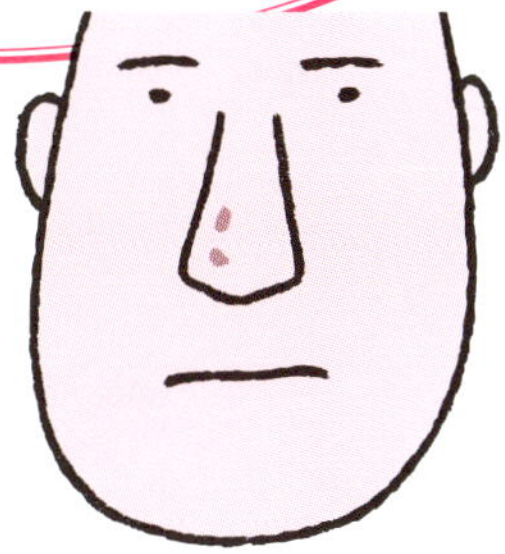

鼻の帯状疱疹が、あとで目の合併症につながることがある

早く治療を受けることで合併症を予防できる

合併症には目や耳の症状のほかに、膀胱《ぼうこう》直腸障害、腹筋マヒ、脳炎脳梗塞などがあります。

さまざまな部位に注意が必要ですが、どの部位でも共通しているのが、帯状疱疹の急性期に早く治療を受けることです。

ウイルスの増殖を早くとめ、炎症をおさめることができれば、合併症の発生を防げます。

腹部や頭部に違和感がある場合

腹部の帯状疱疹のあとには、尿や便が出にくくなることがあります。神経の炎症によって、排泄機能に障害が出るためです。その場合も、合併症の発生が疑われるため、受診が必要です。

頭部の場合には、ウイルスが脳にまで移り、脳炎を発症するおそれがあります。目や耳の痛みだけでなく、頭痛がある場合にも、やはり早期に受診しましょう。

COLUMN

小児科医は帯状疱疹になりにくい?

つねにブースター効果を受けている

帯状疱疹になりやすい年代があるいっぽうで、かかりにくい年代もあります。それは四〇代です。

その理由は、ちょうどその年代の人の子どもたちが水ぼうそうにかかることがあるからです。

水ぼうそうにかかった子どもと接することで、水ぼうそうのウイルスに対する免疫が働き、免疫力がつきます。これまでにも解説した、ブースター効果です。

このブースター効果を職業的につねに受ける人もいます。水ぼうそうにかかった子どもに接する機会の多い小児科医はその典型です。このため、小児科医は帯状疱疹になりにくいといわれています。

また、乳幼児に接する機会の多い幼稚園の先生や保育士も小児科医と同じく、帯状疱疹にかかりにくいことがわかっています。

▼水ぼうそうにかかりにくい職業

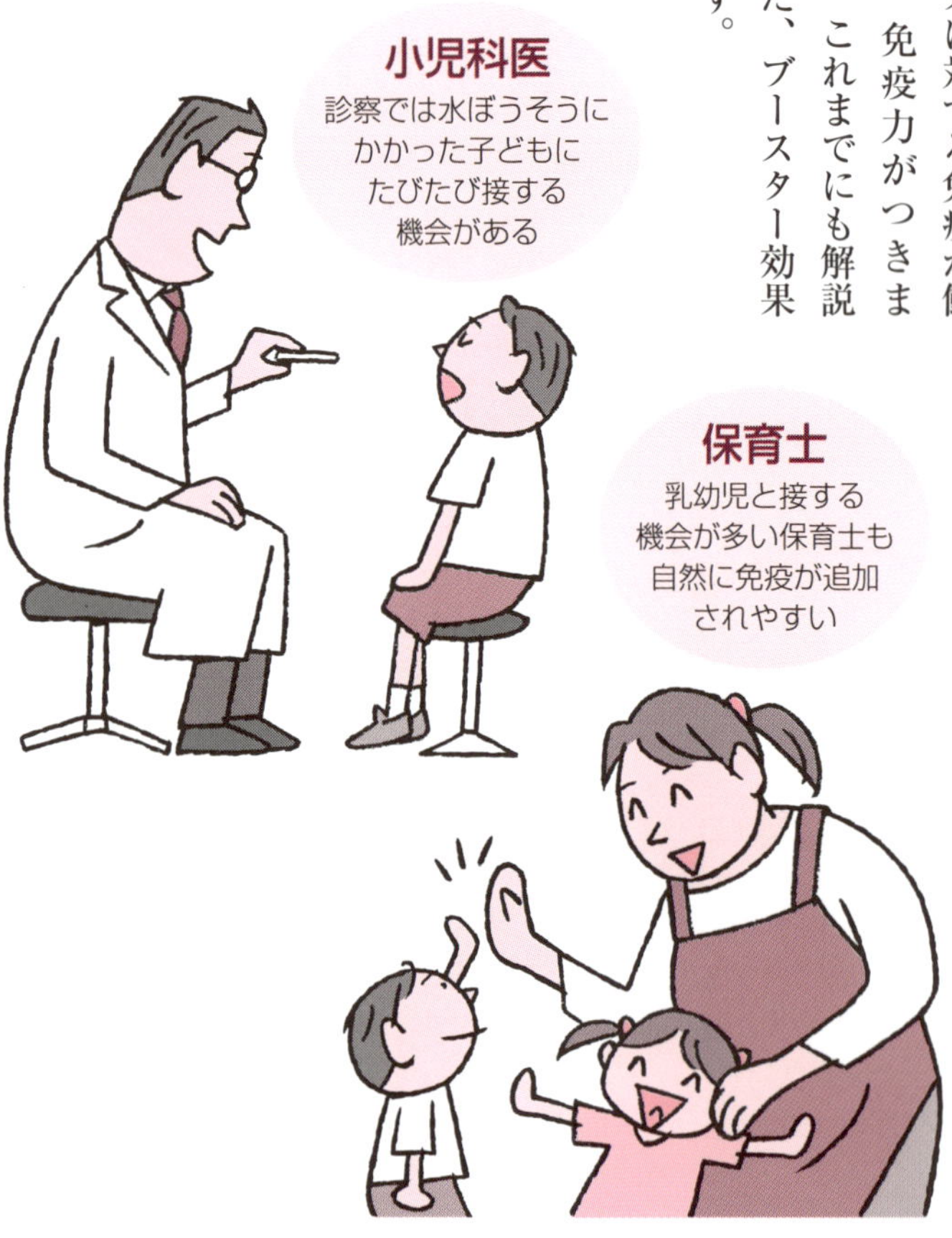
小児科医
診察では水ぼうそうにかかった子どもにたびたび接する機会がある
保育士
乳幼児と接する機会が多い保育士も自然に免疫が追加されやすい

5

日常生活のポイント

帯状疱疹や帯状疱疹後神経痛の治療中に、
生活上で注意することはそれほど多くありません。
しかし、皮膚症状の悪化や
水ぼうそうのウイルスの感染拡大などが
起こる可能性もありますので、
いくつかのポイントはおさえておきましょう。

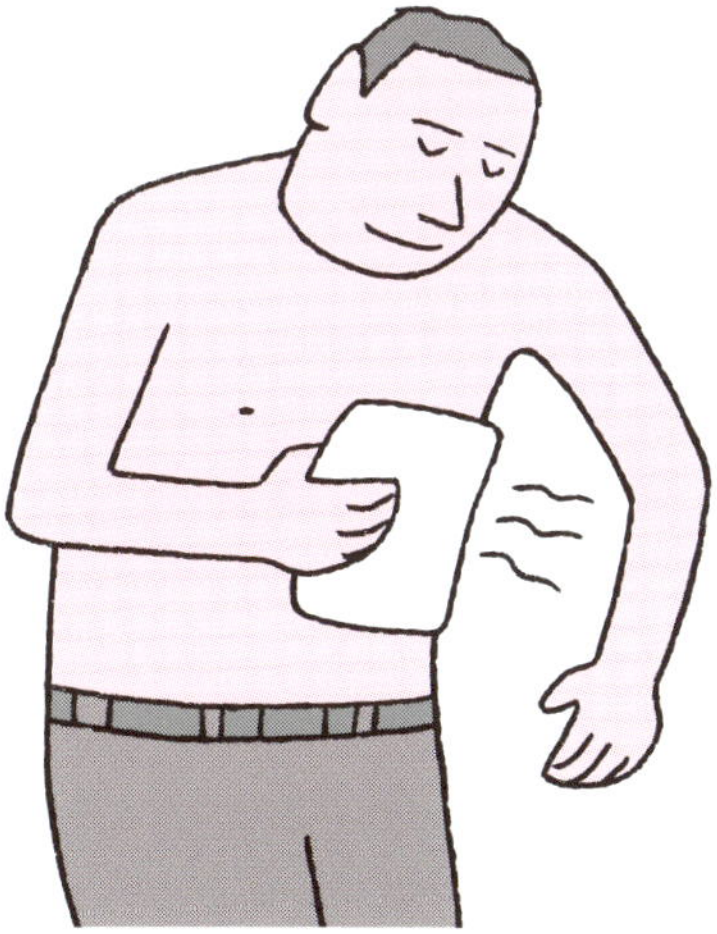

生活上の注意①

水ぶくれはつぶさず、治るのを待つ

帯状疱疹の皮膚症状は、発疹から水ぶくれになり、かさぶたができて、それが自然にとれたら治ります。この間は手でいじったりせず、余計な刺激を与えないようにします。

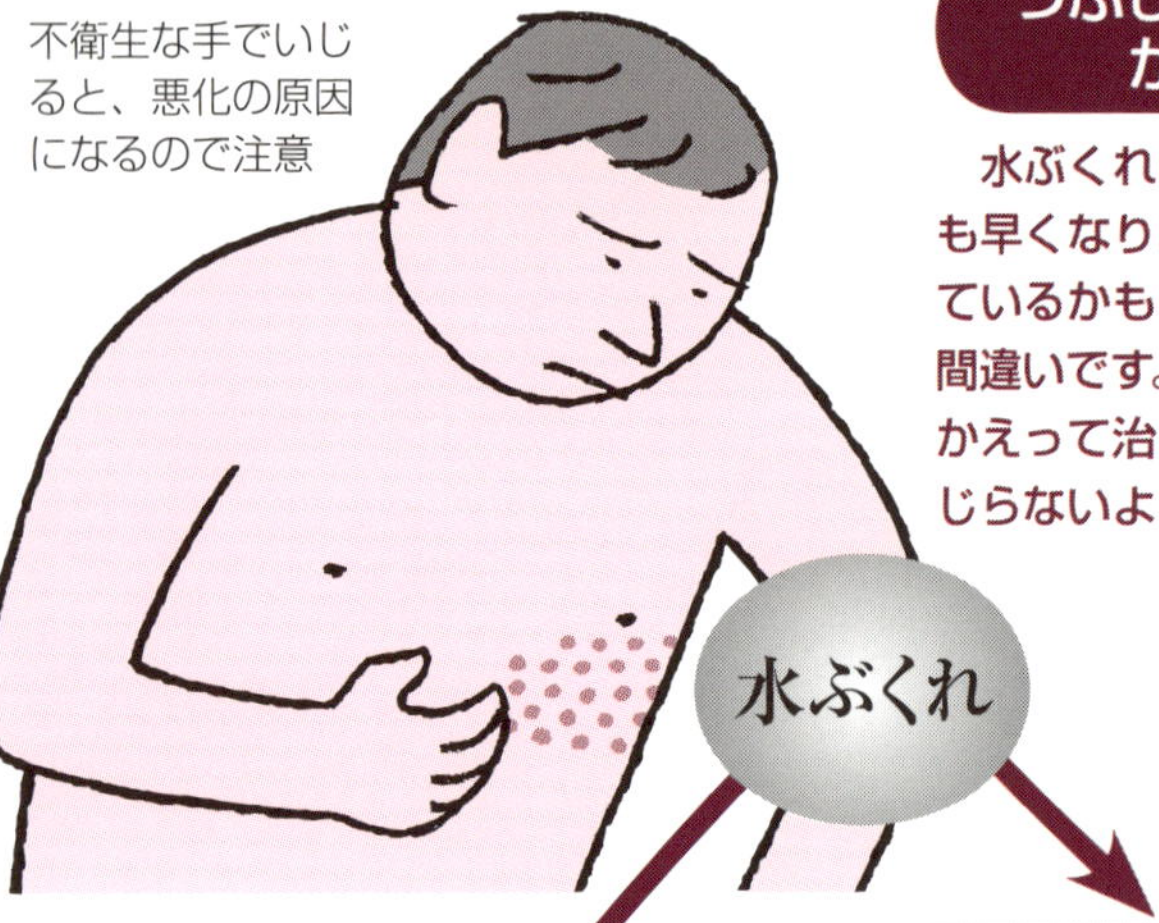

不衛生な手でいじると、悪化の原因になるので注意

つぶしたい気持ちはがまんして

水ぶくれはつぶしたほうが治りも早くなり、痛みもとれると思っているかもしれませんが、それは間違いです。細菌感染を起こすと、かえって治りが悪くなるので、いじらないようにしてください。

自然に治るのを待つ

薬をぬるとき以外はできるだけさわらないようにする。下着や衣類でこすれるときはガーゼなどを当てて絆創膏《ばんそうこう》を貼るか、包帯を巻く。ガーゼでおおうことで、ほかの部位への細菌感染を防げる

つぶすときは医師が処置する

水ぶくれがうみをもって膿疱になっているときは、医師がつぶす処置をすることがある。ただし、これも自分でやってはいけない

皮膚にできるだけ刺激を与えない

帯状疱疹では最初に小さな発疹ができて、それがしだいに水ぶくれに変わります。その後、水ぶくれがかさぶたになり、自然にはがれ落ちます。その間はくれぐれも手でいじったり、水疱をつぶしたりしないでください。

なかには、痛みの原因が水ぶくれだと思いこんで、水ぶくれをつぶせば痛みがとれると勘違いしている人がいますが、潰瘍になってただれたりすると、かえって治りが悪くなります。

患部が下着や衣服でこすれて刺激されると痛みの原因になるので、ガーゼを当て、包帯を巻いてガードしておくとよいでしょう。

皮膚科でよくある質問

皮膚症状があるときには、いくつか注意点があります。とくに、顔に帯状疱疹ができたときは、目や耳の症状に注意しながらケアすることが大切です。

Q　コンタクトレンズはつけないほうがいい？

A　顔に帯状疱疹ができたときは使わない

顔に帯状疱疹ができたときは、目にウイルスがおよぶと炎症を起こして充血し、角膜炎やぶどう膜炎を起こすおそれがあります。目に痛みや充血があるときはコンタクトレンズの装着は厳禁です。すぐに　眼科を受診してください。

Q　水ぶくれをつぶしたり、かさぶたをはがしていいの？

A　できるだけ手でさわらないように

細菌感染の原因になるので、水ぶくれはつぶしません。かさぶたも無理にはがすと、傷がついて治りが悪くなるので、自然にはがれ落ちるのを待ちます。

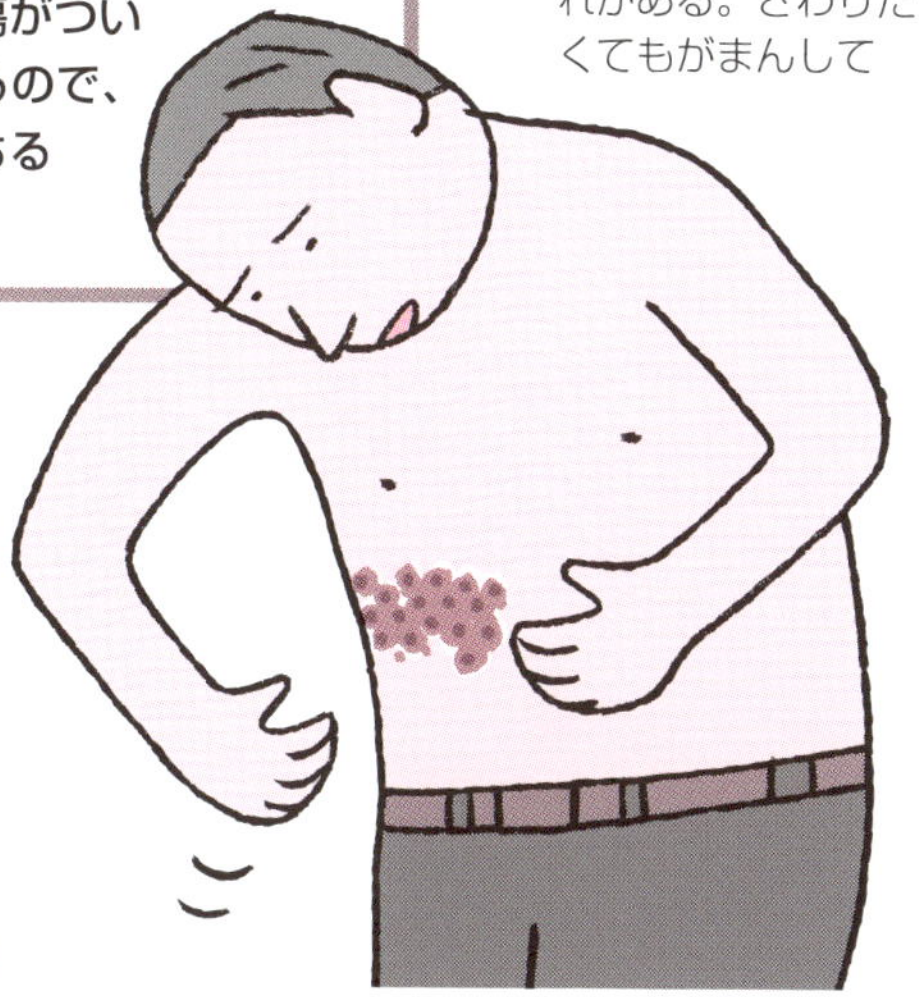

かさぶたを無理にはがすと悪化するおそれがある。さわりたくてもがまんして

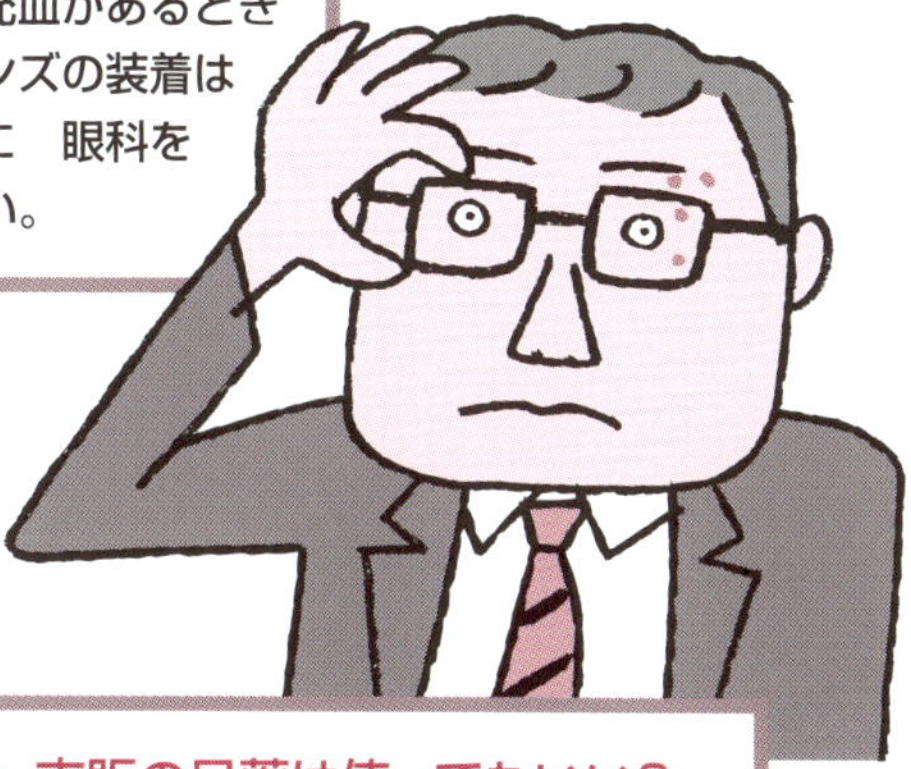

顔の帯状疱疹が治るまではメガネを使う

Q　市販の目薬は使ってもいい？

A　医師が点眼薬を出すこともあるので、指示に従って

目の症状があるときは、治療のための点眼薬が処方されるので、指示を守って使用します。ふだん使っている疲れ目やドライアイなどの目薬は治るまで使用を中止します。

Q　髪や肌のお手入れはどうすればいい？

A　シャンプーはいつもどおりでいい

シャンプー剤や洗顔料はとくに問題ありません。発疹や水ぶくれを刺激しないようにそっと洗い、化粧品もいつもどおりに使ってかまいません。ただ、しみるときは使わないでください。

生活上の注意②

温めるか冷やすかは自分の感覚しだい

入浴で皮膚を清潔に保つのは、水ぶくれの治りを早めるのにも役立ちます。ただ、患部を温めるか冷やすかについては、どちらがよいとは一概にはいえません。

入浴で痛みが軽くなる人は温める

風呂に入ったあとに痛みが軽くなる人は、温めるとよいでしょう。入浴で体を温めると血管が拡張し、患部の神経に十分な栄養や酸素が送られるので、神経の損傷をおさえる効果も期待できます。また、水ぶくれなど皮膚症状の治りもよくなります。

血行がよくなる

入浴で体を温めると、全身の血行がうながされる。患部の神経に十分な血流があると損傷をおさえることができる。また、血行がよくなると発痛物質の排出もうながされる

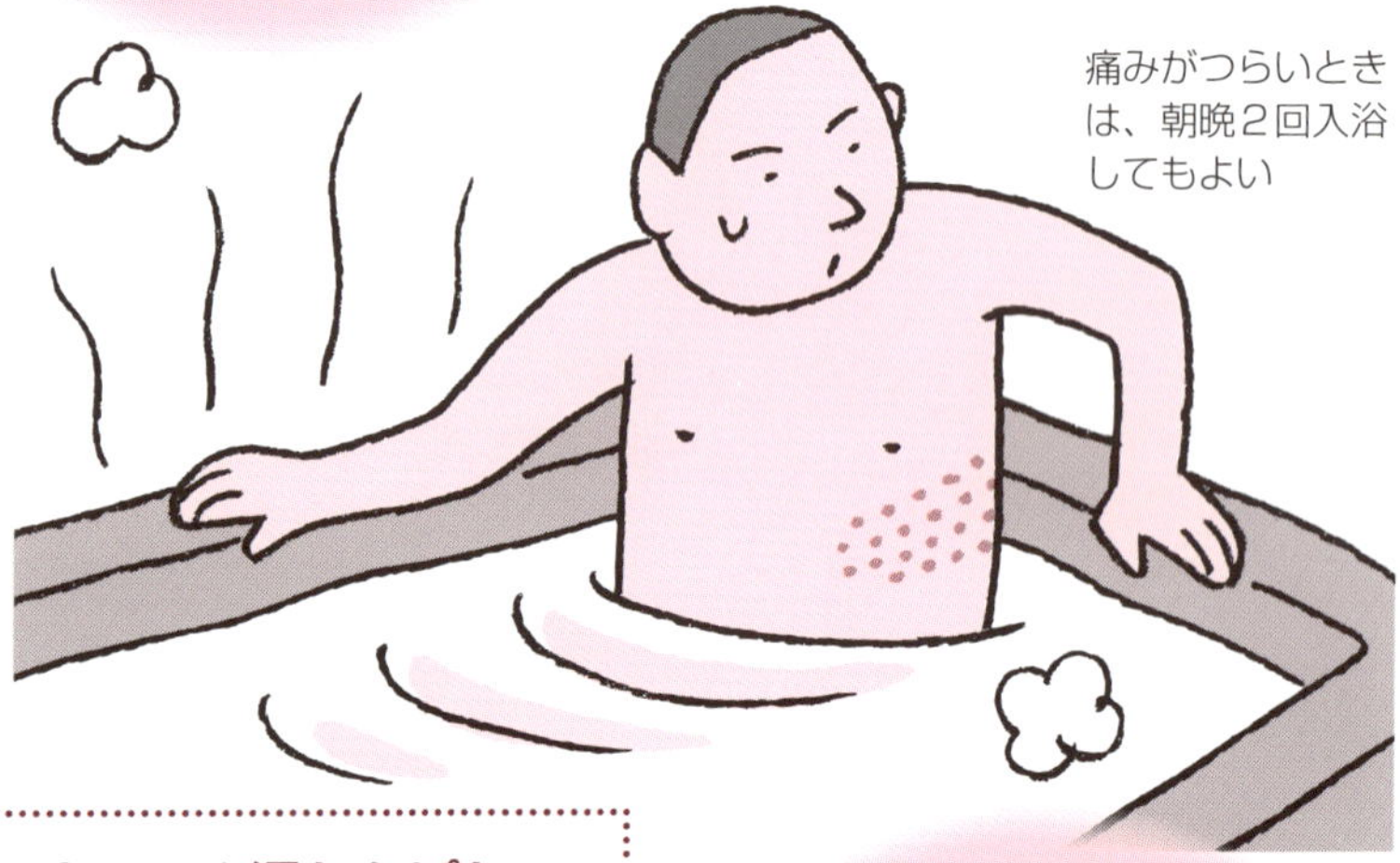

痛みがつらいときは、朝晩2回入浴してもよい

シャワーも有効

とくに発疹や水ぶくれができているときは、シャワーで清潔に保つことで感染を予防でき、治りも早くなる

カイロや湯たんぽも活用して

冷えると痛みが強くなるときは、カイロや湯たんぽを利用して、温める工夫を。ただし、直接肌に当てないこと。タオルなどをはさんで、やけどに注意する

痛みが強いときは、湯たんぽで温めるとよい

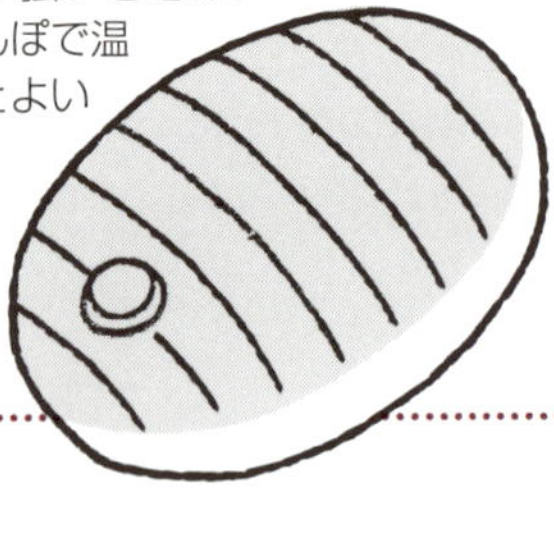

熱感があり、痛みが強いときは冷やす

急性期で炎症が強く、患部が熱をもっているときは冷やしたほうが痛みも緩和します。また、痛む部位を温めるより冷やしたほうが心地よい人は、冷やしてかまいません。

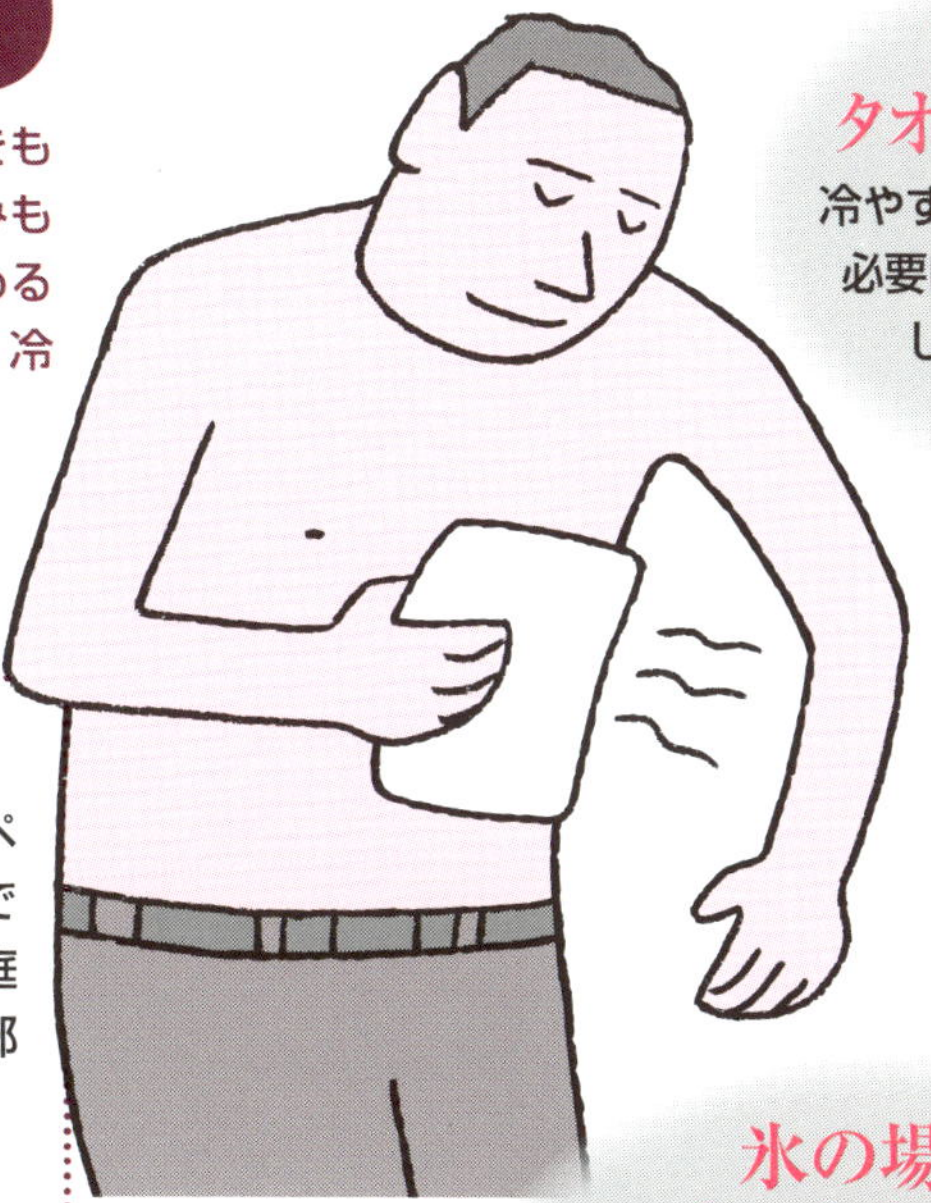

水でしぼったタオルなどで冷湿布

冷やす場合はあまり冷たくする必要はないので、冷たい水でしぼったタオルなどで冷湿布をする

氷や保冷剤をタオルに包んで、熱をもっている部分を冷やす

氷の場合はタオルなどに包んで

氷のうや保冷剤を使うときは、直接肌に当てると凍傷になるおそれがあるので、必ずタオルに包んでから患部に当てる

アメリカ皮膚科学会では

アメリカ皮膚科学会のホームページ（http://www.aad.org/）では、帯状疱疹になったときの家庭での対処法のひとつとして、患部を冷やすように書かれています。

家庭で実践できる方法として、

- 保冷剤を当てる
- 冷たくぬらしたタオルを当てる
- 水風呂に入る

などが挙げられています。

発疹があっても入浴できる

発疹や水ぶくれがあるときは、なにかと心配になりがちです。入浴を控えてしまう人もいますが、発熱や全身の倦怠感がなければ、基本的には入浴できます。

入浴するときには、シャワーで患部を洗い、汚れや浸出液を流すようにしましょう。患部を清潔に保てば、皮膚の回復を早めることにつながります。

皮膚を温めるか冷やすか

帯状疱疹の急性期には皮膚が熱をもっているため、冷やしたほうが気持ちよいとされています。

いっぽう帯状疱疹後神経痛の痛みは、温めると楽になることがあります。

ただし、感じ方は患者さんによって異なります。自分がどちらを心地よく感じるか、実際に試してみて、それを医師に相談してみるとよいでしょう。

生活上の注意③

水分補給と栄養価の高い食事を心がける

帯状疱疹は体の免疫力が弱っているときに発症しやすくなります。回復のためには、体力を補う栄養価の高い食事をとりましょう。また、抗ウイルス薬の副作用をさけるため、水分補給も大切です。

脱水に注意する

痛みで食べ物が十分にとれないと、食事からの水分摂取量が減って体が脱水を起こしやすくなります。また、抗ウイルス薬の副作用の心配もあるので、意識してこまめに水分をとるようにしましょう。

高齢者の水分補給のポイント

水分量	食事のほかに水やお茶など水分そのものだけで1日に1000〜1500mlはとる
抗ウイルス薬の服用時	薬をのむたびに、さらにコップ1杯の水を追加して飲むと副作用を防げる

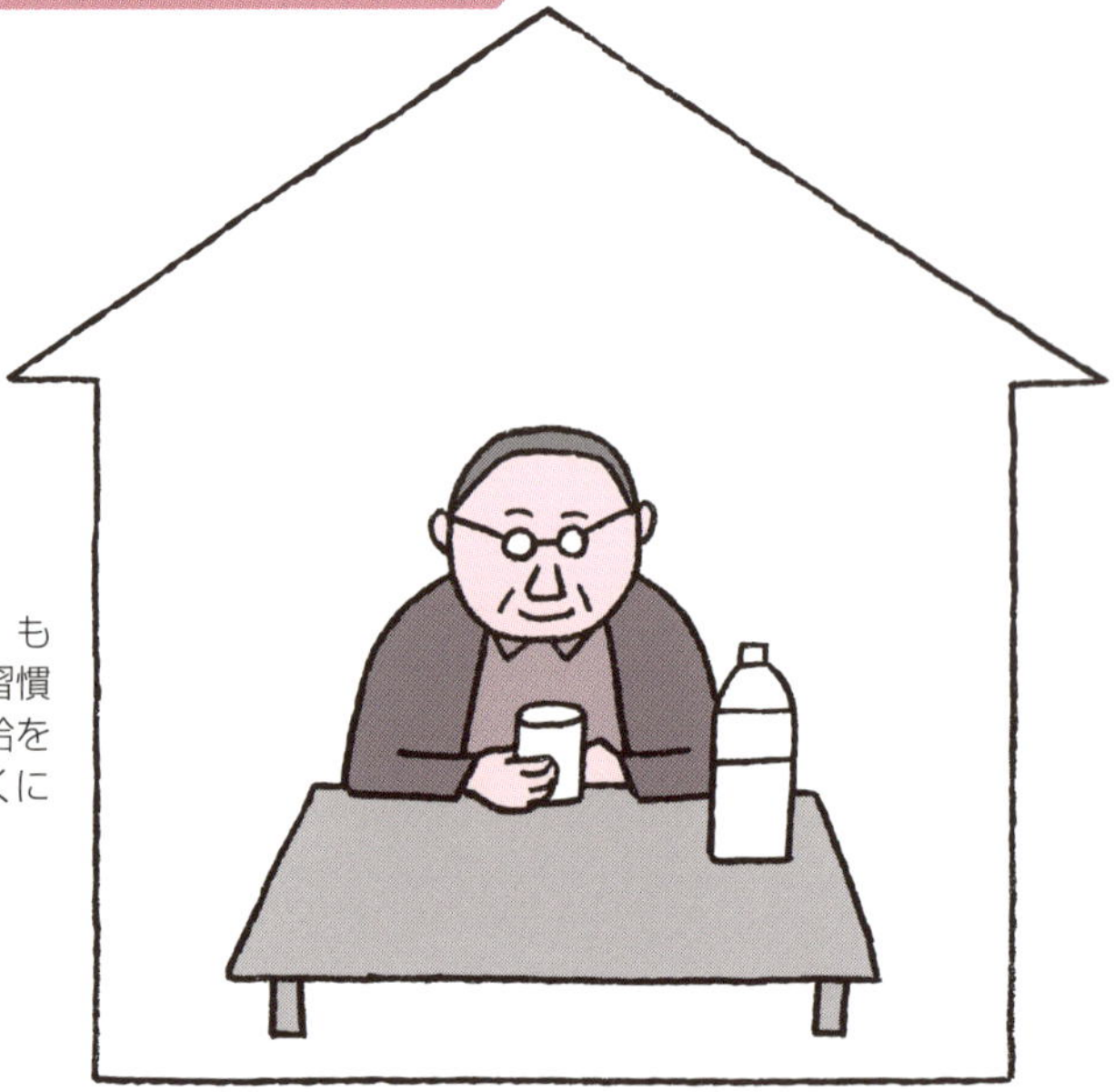

一人ぐらしの人は、もともと水分をとる習慣がないと、水分補給をつい忘れがち。とくに注意したい

家族にも協力してもらう

水分補給のポイントを家族にも理解してもらい、自分が忘れているときには声をかけてもらう

抗ウイルス薬の服用中はこまめに水分補給を

薬の副作用を予防するため、水分補給を心がける。とくに高齢者は気をつけて

食事は規則正しく、アルコールは控えて

免疫力を高めるには、規則正しく食事をとり、栄養を補給することが第一です。とくに、良質のたんぱく質とビタミン類をバランスよくとりましょう。

アルコールは控える

炎症があるときにお酒を飲むと、血管が拡張して炎症が悪化する。とくに皮膚が熱をもっているときの飲酒は厳禁。皮膚症状が治ってから、リラックスのために適量を飲むのはよい

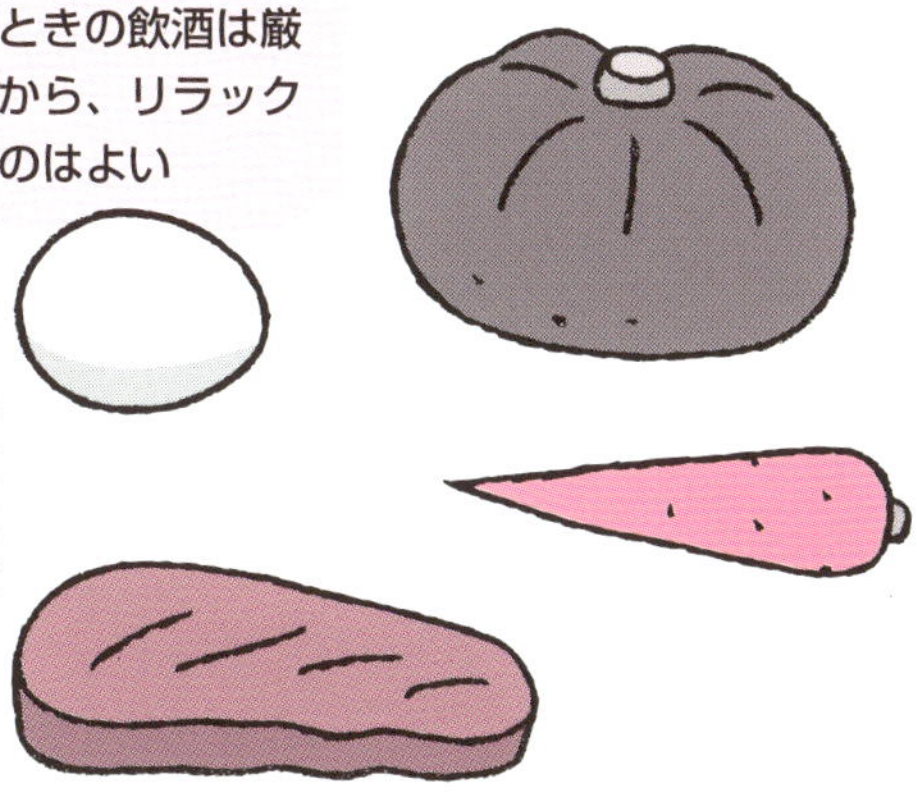

肉や魚、卵を中心に、かぼちゃやにんじんなどビタミンの豊富な野菜を組み合わせる

免疫力を保つための食事のポイント

① 3食を規則正しくとる

食事を抜いたりせず、1日3回できるだけ決まった時間に食べると自律神経の働きが整えられ、免疫力を高める効果がある

② 栄養価の高い食材を選ぶ

傷ついた皮膚や神経の修復をうながすためには、良質のたんぱく質とビタミンやミネラルが必須。肉や魚、卵、牛乳、乳製品を中心に、野菜や果物を多種類とるとバランスよく摂取できる

三叉神経に発症したときは流動食でもよい

帯状疱疹が顔にできて、口を開いたり、かんだりすると痛くて食事がとれないときは、栄養不足や脱水にならないよう、とくに注意が必要。献立を工夫したり、市販の流動食を利用したりする

こまめな水分補給をおこなう

帯状疱疹の治療で使う抗ウイルス薬、とくにアシクロビル（三七ページ参照）は、まれですが副作用として腎障害や脳症を起こすことがあります。

副作用を防ぐためにも、服薬中はこまめに水分を補給します。とくに高齢者は脱水を起こしやすいので、水やお茶などで一日に一〇〇〇～一五〇〇ミリリットルは水分を補給しましょう。

痛みでつらくても食事はしっかりとる

痛みが強いと食欲がなくなりがちですが、栄養不足になると免疫力が上がらず治りが悪くなるので、食事はきちんととってください。

また、顔に帯状疱疹ができた場合は、思うように口を開けたり動かしたりできなくなることがあります。食べやすいようにおかゆやスープなど献立を工夫し、市販の流動食も利用するとよいでしょう。

生活上の注意④

発症をきっかけに健康状態や生活を見直す

帯状疱疹にかかったら、その治療をすると同時に健康状態や生活の見直しも必要です。発症のきっかけのひとつは過労やストレスなので、そこを改善しないと再発するおそれがあります。

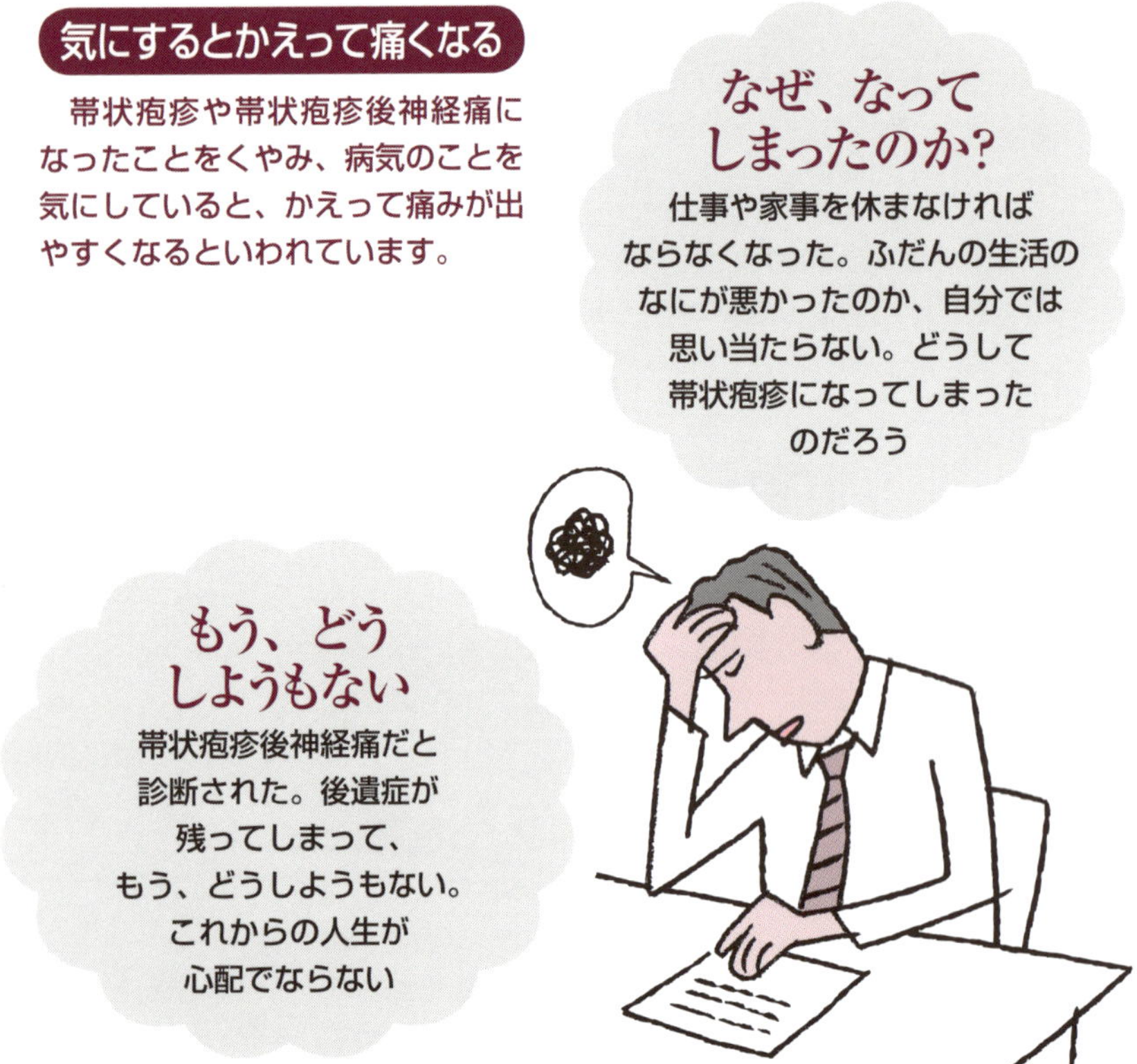
なぜ、なってしまったのか?
仕事や家事を休まなければならなくなった。ふだんの生活のなにが悪かったのか、自分では思い当たらない。どうして帯状疱疹になってしまったのだろう
もう、どうしようもない
帯状疱疹後神経痛だと診断された。後遺症が残ってしまって、もう、どうしようもない。これからの人生が心配でならない

つらい気持ちをどのように切りかえればよいのだろうか

少しずつでも生活スタイルを変える

帯状疱疹や帯状疱疹後神経痛の発症、悪化には、過労やストレスが深く関わっています。

病気にかかり、つらい気持ちになるのは当然ですが、あまり気にしすぎると、それがまたストレスになってしまい、痛みが残ったり、強くなったりします。

帯状疱疹や帯状疱疹後神経痛の症状は、さまざまな治療で軽減できるものです。

悲観的になることはありません。気持ちを切りかえて、治療をはじめましょう。

気持ちを切りかえるとともに、健康状態や生活を見直すことも、治療のたすけになります。

気にするとかえって痛くなる

帯状疱疹や帯状疱疹後神経痛になったことをくやみ、病気のことを気にしていると、かえって痛みが出やすくなるといわれています。

見直し方のポイント

帯状疱疹は一度かかれば再発することは少ないとされていましたが、高齢化で長生きする人が増えたため、最近では再発も増加傾向にあります。再発を防ぐためには健康状態や生活を見直し、免疫力を維持することが大切です。

健康をチェックする

帯状疱疹の背景に、糖尿病やがんなどの重大な病気が関わっている場合もある。とくに思い当たることがなくても、健康診断などを受け、体の健康状態を確認しておきたい

（90ページ参照）

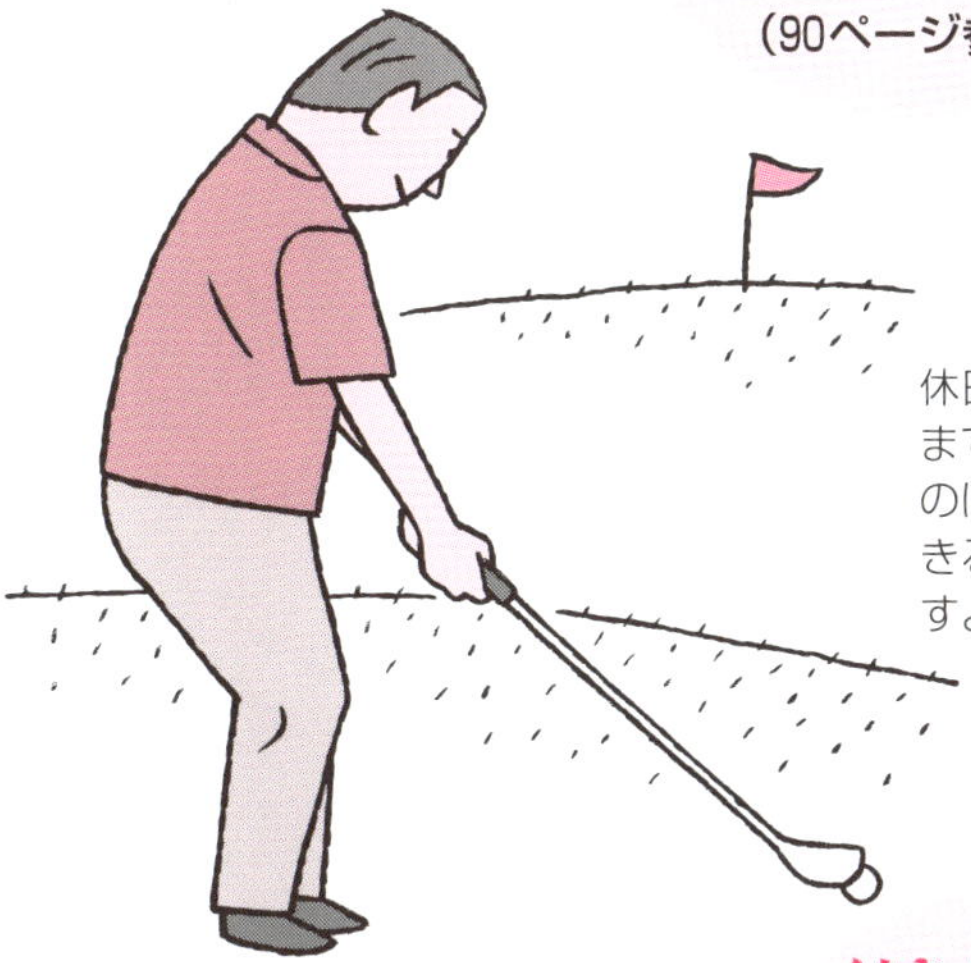

休日に早起きをしてまで接待に付き合うのは過労のもと。できるだけ回数を減らすようにしたい

仕事のペースを変える

残業や休日出勤が多い人は、意識して休みをとる工夫をする。また、ふだんストレスが多い人は気分転換できる趣味などをみつけて、ストレスをためこまないこと

付き合い方を変える

若い人ほど無理をしやすいが、夜遅くまで飲み歩いたり、疲れているのに休日に出かけたりするような付き合いは減らす

黄色信号として理解する

免疫力の全般的な低下やストレスの多さが、発症の背景となっていることがあります。体に負担がかかっているということです。発症を体からの黄色信号と考え、見直しをはじめましょう。

免疫力の全般的な低下

加齢などさまざまな要因から、免疫力が低下している。帯状疱疹以外の病気もあり、免疫力が落ちている場合もある。

＋

ストレスの多い生活

病気に対する不安や心配、仕事の忙しさなどが、体にさらなる負担をかけている場合もある。

↓

健康チェックと生活の見直しが必要

帯状疱疹や帯状疱疹後神経痛の治療のためにも、これからの生活のためにも、いろいろと見直しが必要だと考えたい。

生活上の注意⑤

がん検診を受け、健康状態を確認する

帯状疱疹の発症の陰には、命に関わる病気が潜んでいることがあります。とくに思い当たる理由がないときは、精密検査を受けることをおすすめします。

帯状疱疹が異常を教えてくれる

帯状疱疹の発症には、免疫力の低下が深く関わっています。

ところが、発症した人のなかには過労というわけでもなく、特別強いストレスもなかったのにどうしてだろうという人もいます。

こんなときは、念のために検診や人間ドックを受けることをおすすめします。なかにはがんによって発症部位の免疫力が著しく低下し、それが帯状疱疹の原因になっていることがあるからです。

がん以外にも糖尿病や膠原病など、免疫力低下を起こす病気が関与していることもあります。帯状疱疹が体のSOSのサインとして現れ、異変を知らせているのです。

人間ドックを受けておく

帯状疱疹を発症した場合、免疫力の低下が考えられます。その背景になんらかの病気が隠れている可能性があるので、人間ドックなどの総合的な検査を受け、体の健康状態を確認しておきましょう。

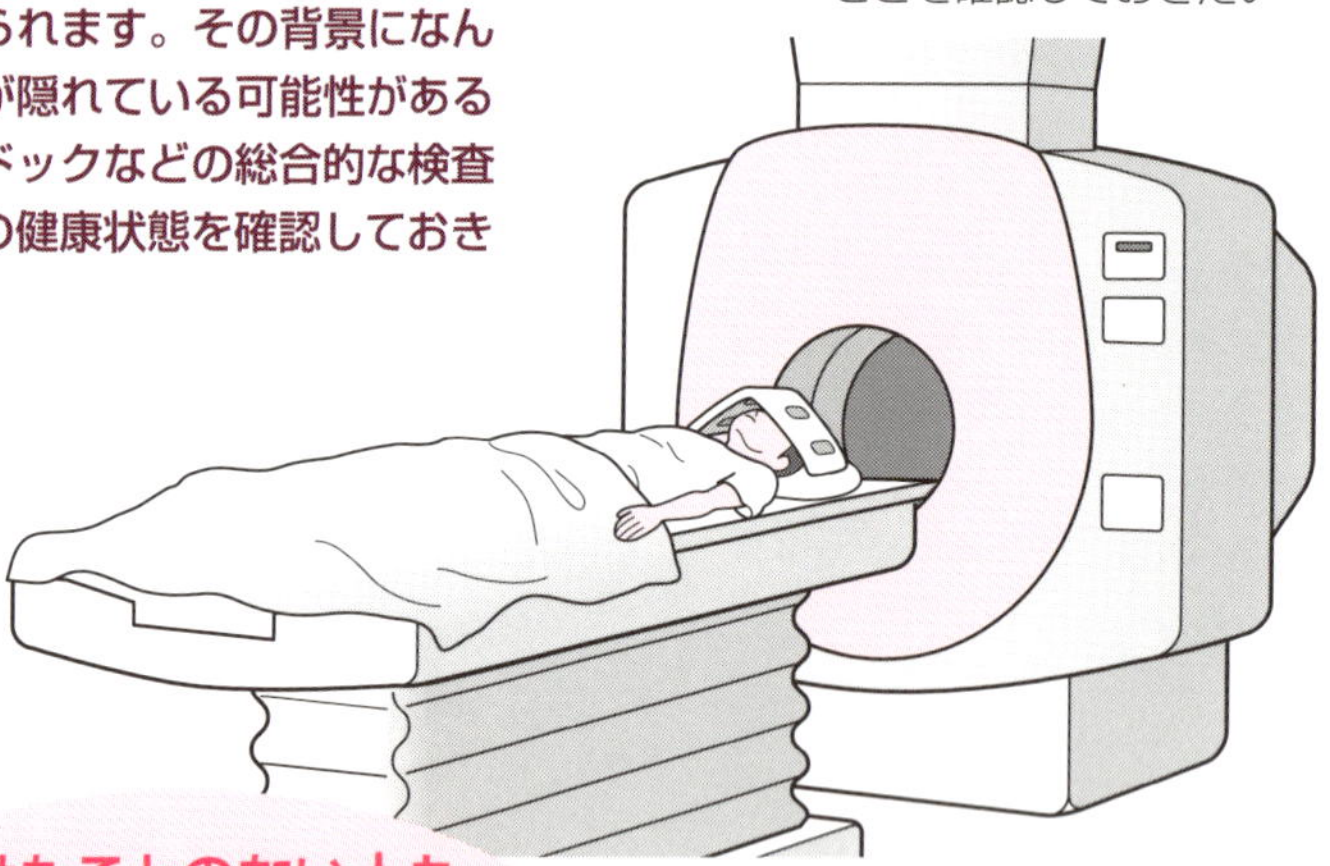
CTやMRIなどの検査を受け、がんなどの病気がないことを確認しておきたい

受けたことのない人もよい機会だと思って受ける

これまで検診や人間ドックに縁がなかった人もよい機会と考えて、ぜひ受けてみよう

基礎疾患がわかることも

糖尿病や膠原病など、帯状疱疹の要因となった病気がみつかる可能性もある

自治体のがん検診でもよい

人間ドックだと費用が高額ですが、自治体がおこなっているがん検診の受診資格に当てはまる場合は、少ない負担で検査を受けることができます。ぜひ活用しましょう。

早期発見のきっかけになることもある

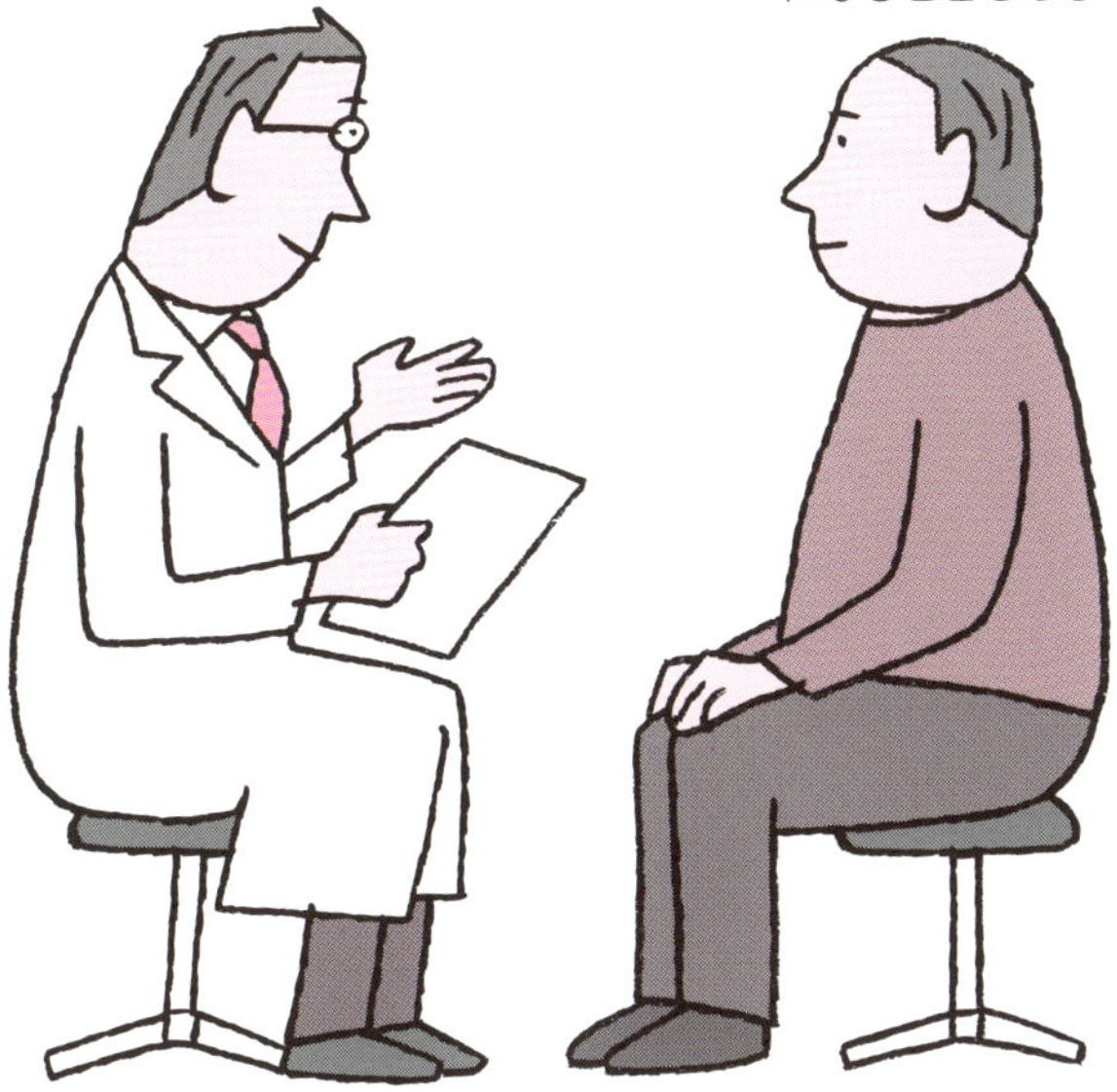

大腸がん検診

2日間採取便による便潜血検査

- 満40歳以上
- 無料〜数百円

子宮頸《けい》がん・子宮体がん検診

子宮頸部・体部粘膜の視診、内診、細胞診など

- 満20歳以上の女性
- 無料〜千数百円

乳がん検診

マンモグラフィーと視触診の併用

- 満40歳以上
- 千数百円程度

胃がん検診

バリウムによるX線撮影

- 満40歳以上
- 無料〜数百円

内視鏡検査

- 満40歳以上
- 千数百円程度

肺がん検診

胸部X線撮影

- 満40歳以上
- 無料〜数百円

喀痰《かくたん》細胞診検査

- 満50歳以上でリスクが高いと判定された人
- 千数百円程度

＊対象年齢、検診内容、費用などは自治体によって異なりますので、自治体の担当窓口で確認してください。

感染予防①

帯状疱疹は家族や友人にうつるのか

帯状疱疹がまわりの人に帯状疱疹としてうつることはありません。しかし、水ぼうそうとしてうつしてしまう可能性はあります。

水ぼうそうとしてうつる

帯状疱疹にかかると、まわりの人に水ぼうそうのウイルスが感染してしまうことがあります。その場合、感染した人は水ぼうそうを発症します。

急性期の帯状疱疹

帯状疱疹にかかって発疹が出ているときには、患部などを通じて感染が拡大する可能性がある

水ぼうそう未経験者にはうつる

過去に水ぼうそうにかかっていない人には、感染する可能性がある。ウイルスがうつる

水ぼうそう経験者にはうつらない

過去に水ぼうそうにかかった人には感染しない。その人の体内には、すでに水ぼうそうのウイルスが潜伏している

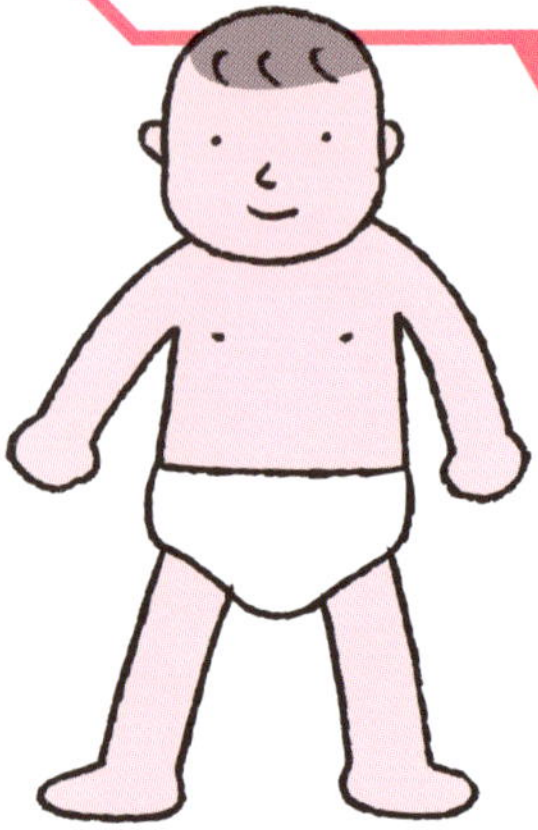

まだ水ぼうそうにかかっていない乳幼児には感染の可能性がある

水ぼうそうを発症

感染後、水ぼうそうのウイルスが増殖して、水ぼうそうを発症。帯状疱疹は水ぼうそうとしてうつる

大人は重症に

子どもの場合、水ぼうそうにかかっても軽症ですむが、大人では重症になりやすい

いずれは帯状疱疹にも?

水ぼうそうは治るが、水ぼうそうのウイルスが体内に潜伏。数十年後に帯状疱疹にかかる可能性が残される

帯状疱疹そのものはうつらない

帯状疱疹はウイルスによって引き起こされる病気ですが、風邪のように、簡単に他人にうつるものではありません。身近な家族や友人に帯状疱疹そのものをうつしてしまうことはないので、安心してください。

水ぼうそうの発症には要注意

ただし、帯状疱疹の原因となった水ぼうそうのウイルスが人にうつり、その人に水ぼうそうを発症させてしまうことはあります。

まわりにまだ水ぼうそうを経験していない人がいる場合には、感染拡大の可能性があるので、用具の使い方などに注意しましょう。

未経験者の大人がまわりにいる場合には、とくに注意が必要です。大人は水ぼうそうが重症化しやすく、高熱が出たり、肺炎などの合併症を起こしたりすることがあります。

急性期のケアに気をつける

水ぼうそうのウイルスは、発疹が出ている患部などを通じて感染します。患部のケアが感染につながることがあるので、気をつけましょう。

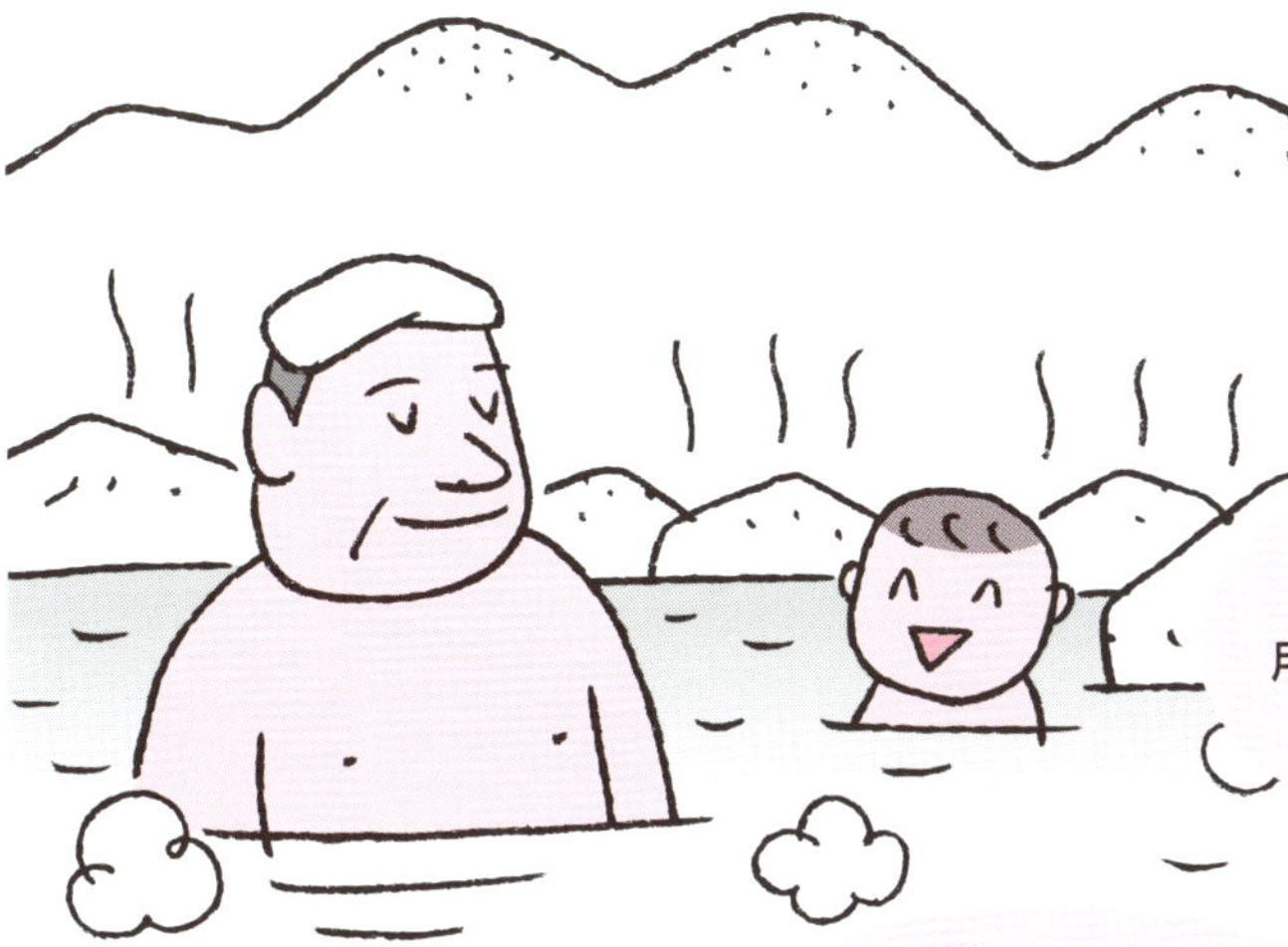

急性期をすぎれば、旅行先で温泉を楽しむこともできるようになる

用具の使い方
タオルなど、患部のケアに使う用具にウイルスがつく場合がある。患者さん本人の使うものと家族の使うものは分ける

患部のケア
つぶれた水ぶくれをさわったりすると、ウイルスが感染する可能性がある。患部のケアは本人や感染の可能性がない人がおこなう

皮膚が治れば安心
皮膚の症状が治って急性期をすぎれば、感染の可能性はなくなる

免疫不全の場合

悪性腫瘍などの病気で免疫力が極度に低下している人には、ウイルスが空気感染する可能性があります。家族にそのような人がいる場合には注意が必要なので、主治医に相談してください。

感染予防②

まわりに妊婦さんがいる場合の注意点

帯状疱疹の急性期に、水ぼうそうにかかったことのない妊婦さんと接する機会がある場合には、感染予防がより重要になってきます。

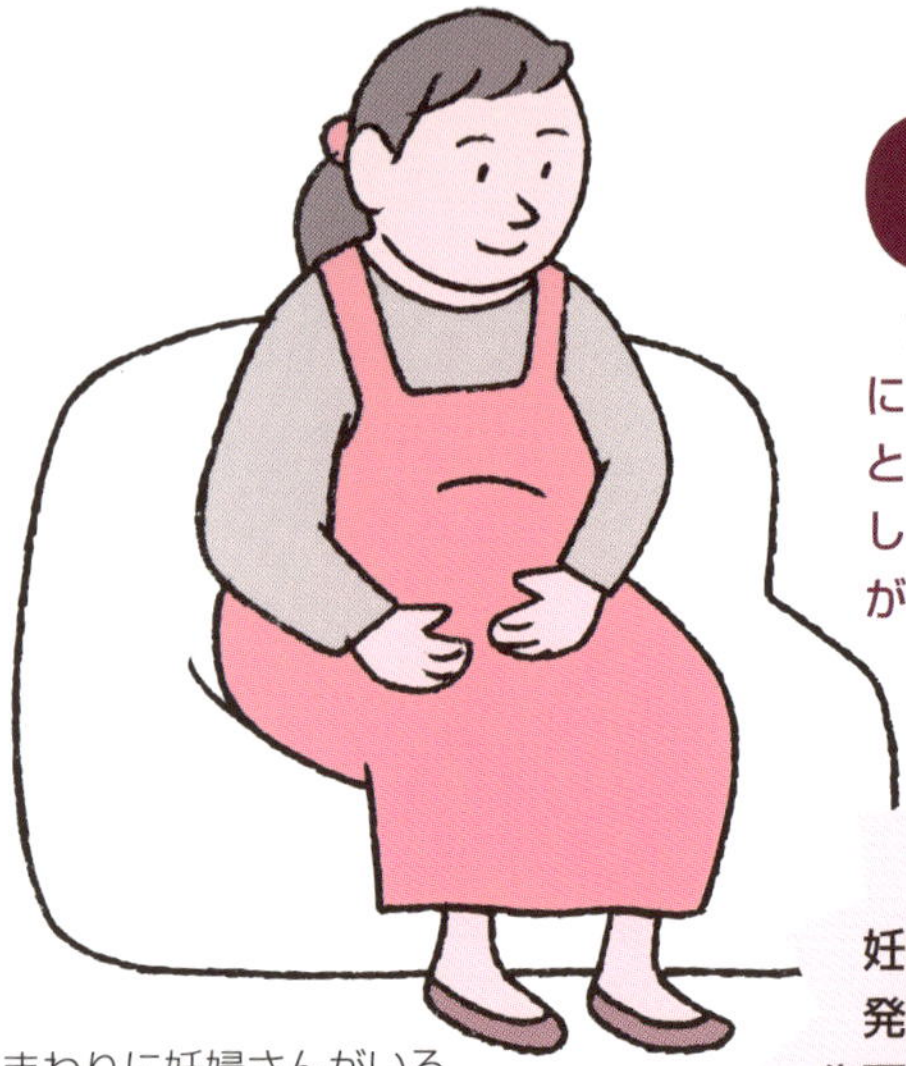

まわりに妊婦さんがいる場合には、感染予防がより重要になってくる

妊娠中は感染の影響が大きい

妊婦さんが水ぼうそうのウイルスに感染し、水ぼうそうを発症すると、おなかの赤ちゃんに影響が出てしまう可能性があります。感染を防がなければいけません。

子どもへの影響がある

妊娠初期から中期に水ぼうそうを発症すると、おなかの赤ちゃんが先天性水痘症候群という病気になってしまう可能性がある。中期以降の発症では、出産後に赤ちゃんが帯状疱疹を発症することがある

治療が制限される

妊娠中は薬の使用に制限がかかることがある。抗ウイルス薬を使うことはできるが、そのほかの薬については、産科・皮膚科の医師と相談して使う

妊婦さんには特別な注意が必要に

帯状疱疹を通じて水ぼうそうのウイルスが妊婦さんに感染した場合、非常に大きな影響が出ることがあります。時期によっては、おなかの赤ちゃんが病気にかかってしまう可能性があるのです。

妊婦さん以外に対しても、感染予防を心がけることは大切ですが、妊婦さんに対してはより慎重な対応が求められます。

とくに妊婦さんと同居している場合には、慎重な対応が必要です。妊婦さんも、帯状疱疹の患者さん本人も、それぞれ主治医に相談しましょう。場合によっては、一時的に離れてくらしたほうがよいこともあります。

より慎重に予防対策をとる

身近に妊婦さんがいる場合には、より慎重に予防対策をとりましょう。患者さん本人も妊婦さんも、どちらも医師に相談する必要があります。

同居している家族が妊婦さんの場合には、どのような対策が必要なのか、医師にくわしく聞いておく

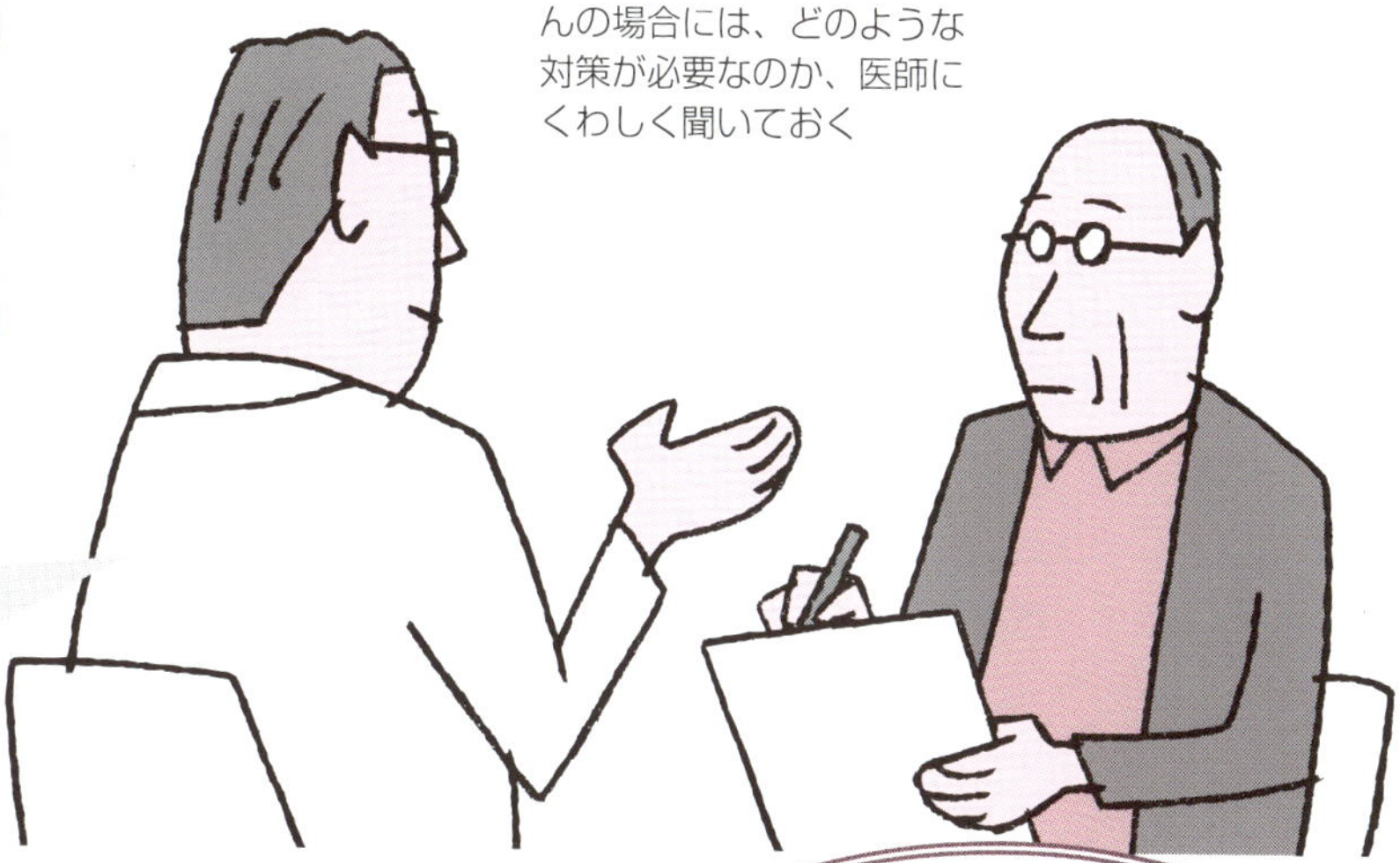

医師に相談する

感染の可能性は、患者さんや妊婦さんの状態によって異なる。医師にくわしい話を聞いてから対策をとる

妊婦さんに伝える

帯状疱疹のことを妊婦さんに伝える。妊婦さんから産科へ相談してもらい、血液検査などで感染の可能性や対策を確かめてもらう

患者さん本人も対策をとる

感染の可能性がある場合には、患者さん本人も対策をとる。急性期には一時的に妊婦さんと離れてくらすことなども検討する

子どもがほしいと考えている夫婦には

これから子どもがほしいと考えている夫婦が身近にいる場合には、また別の対策をとります。

妊娠前の人は、ウイルスの感染や水ぼうそうの発症を防ぐワクチン（九六ページ参照）を接種することができます。接種前後に一定期間、避妊します。接種によって、妊娠してから水ぼうそうにかかる危険性は完全になくなります。

そのような人には連絡して、ワクチンのことを医療機関で相談するよう、伝えてください。妊娠後には接種ができなくなるため、早めに対策をとる必要があります。

妊娠する前に医療機関に相談し、感染の可能性を確認

↓

必要であれば水痘ワクチンを接種する

感染予防③

水ぼうそうのワクチンで発症・悪化を防ぐ

水ぼうそうにかかったことがない人や、発症からしばらくたって免疫力が低下している人は、ワクチンを接種することを検討しましょう。

感染を防ぐワクチンがある

水ぼうそうのウイルスが感染することを防ぐワクチンがあります。水痘ワクチンです。通常は乳幼児が感染予防のために2回接種しますが、大人も希望すれば接種することができます。

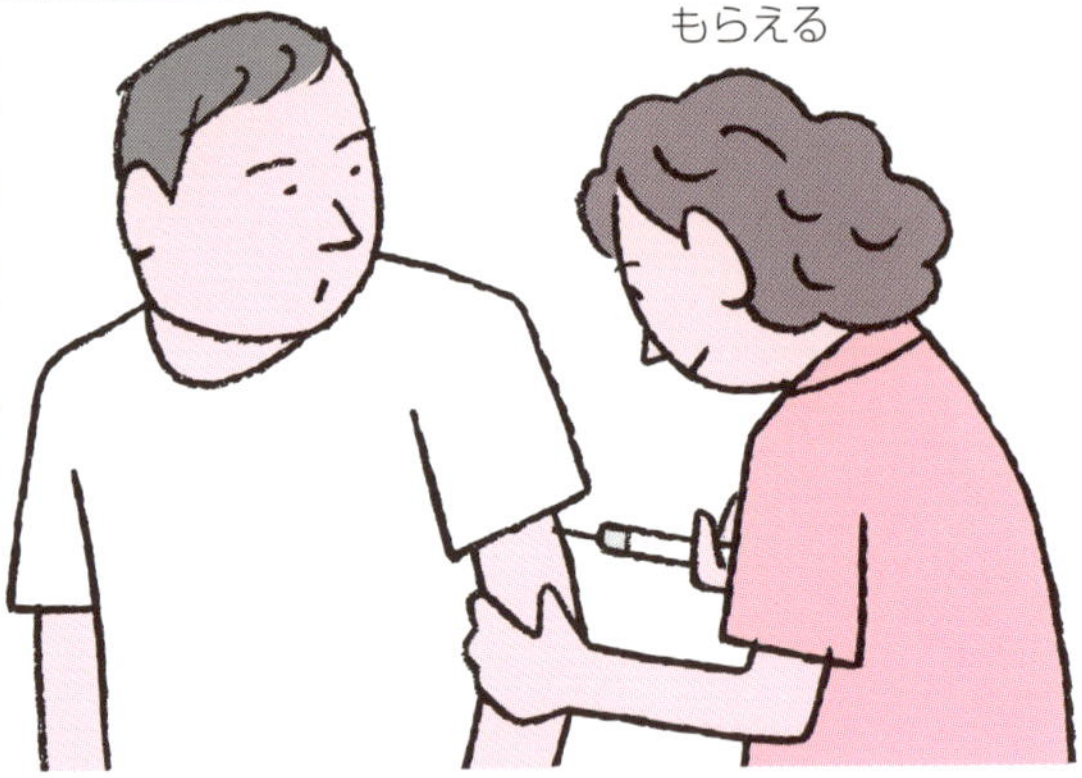

大人でも医療機関で水痘ワクチンを接種してもらえる

水ぼうそうのワクチンを接種する

医療機関にワクチン接種を実施しているか、問い合わせる。帯状疱疹の治療をおこなっている皮膚科や総合病院がよい。乳幼児は公費で受けられるので、自治体に確認を

乳幼児（1歳の誕生日の前日から3歳の誕生日の前日まで）は無料で接種できる。問い合わせ先は市区町村の窓口

乳幼児以外は自己負担で接種する。費用の目安は1万円ほど。帯状疱疹の人の家族は検討しておきたい

感染・発症を防げる

ワクチンを接種することで、水ぼうそうのウイルスの感染と、水ぼうそう・帯状疱疹の発症を高確率に防げる

発症しても軽症ですむ

もしもあとで水ぼうそうや帯状疱疹を発症したとしても、接種によって免疫力が上がっているので軽症ですむ

帯状疱疹の人の家族には必要な場合も

毎年冬になると、インフルエンザの予防接種を受ける人も多いでしょう。水ぼうそうや帯状疱疹も、予防接種によって発症や症状の悪化を防ぐことができます。

五年以内に帯状疱疹にかかった人の多くは不要ですが、家族や友人など身近な人には必要な場合があります。ワクチンの存在を知らない人がいたら知らせましょう。

二〇二〇年から接種可能になったシングリックス®は、成分ワクチンなので免疫不全疾患の人にも接種できますが、厚生労働省は、接種を禁じています。五〇歳以上を対象にした四年間のデータでは、約九七パーセントの人が帯状疱疹の発症を予防できています。

ワクチン不要の人もいる

ワクチンを接種したほうがよいのは、妊娠・出産を考えている人や帯状疱疹が重症化しやすい50歳以上の高齢者です。いっぽう、5年以内に帯状疱疹を経験している人には、ワクチンは不要です。

接種したほうがよい

- 妊娠・出産を考えている人（ワクチンを接種していない人、水ぼうそうにかかったことがない人。早めに、できれば結婚する前に接種したほうがよい）
- 50歳以上の人（ワクチン接種や水ぼうそうを経験していても、それから十年たっていれば該当する）
- 帯状疱疹の再発をくり返している人
- 50歳以上の医療関係者*

＊白血病、悪性腫瘍、臓器移植、副腎皮質ステロイド薬や免疫抑制薬、放射線による治療中の患者や、HIV陽性者、AIDS、原発性免疫不全症患者、妊婦、新生児との接触が予想される場合

接種しなくてよい

- 子ども（乳幼児期にワクチンを接種した子、水ぼうそうにかかったことがある子）
- 大人で近年に水ぼうそうにかかった人
- 5年以内に帯状疱疹にかかった多くの人（免疫の状態による）

帯状疱疹ワクチンが登場

二〇一六年、五〇歳以上を対象に、帯状疱疹予防のためにワクチンを接種することができるようになりました。

水痘ワクチンは、水ぼうそうのウイルスへの感染を予防するワクチンです。水ぼうそうの感染や発症だけでなく、帯状疱疹の予防にもすぐれた効果を発揮します。主に乳幼児が対象ですが、大人も水痘ワクチンを接種できます。

シングリックス®という帯状疱疹専門の成分ワクチンは、アメリカで開発されたワクチンで、世界一八ヵ国で治験がおこなわれ、欧米では二〇一八年に承認され、接種されています。日本でも二〇一八年に承認され、二〇二〇年から接種できるようになりました。

帯状疱疹ワクチンは筋肉への注射が二回必要で、一回目の二ヵ月後にもう一度接種します。帯状疱疹ワクチンは二回の接種費用が約四万円かかりますが、医療費を助成している自治体も一部あります。医師と相談して接種を検討しましょう。

COLUMN

家族が話を聞くこともケアになる

「痛み」は主観的。だからこそ共感が必要

帯状疱疹の痛みも、帯状疱疹後神経痛に移行してからの痛みの程度も、人によってさまざまです。そもそも痛みの感じ方というのは主観的なものです。

そのため、周囲からみたら「そんなに痛いのかしら」と思うかもしれませんが、それを本人に向かって口にしてはいけません。

とくに、帯状疱疹後神経痛では皮膚症状は治っているためなんともなさそうですが、みえない部分で神経の損傷があり、それが強い痛みの原因になっています。

患者さんは慢性的に続く痛みで肉体的にも精神的にもつらい状態にあります。家族や周囲の人の無理解はさらにストレスとなり、痛みを増悪させることもあります。

家族や周囲の対応としては、みえない痛みを理解し、親身に話を聞くことが大切です。それが患者さんのストレスを減らすたすけになります。

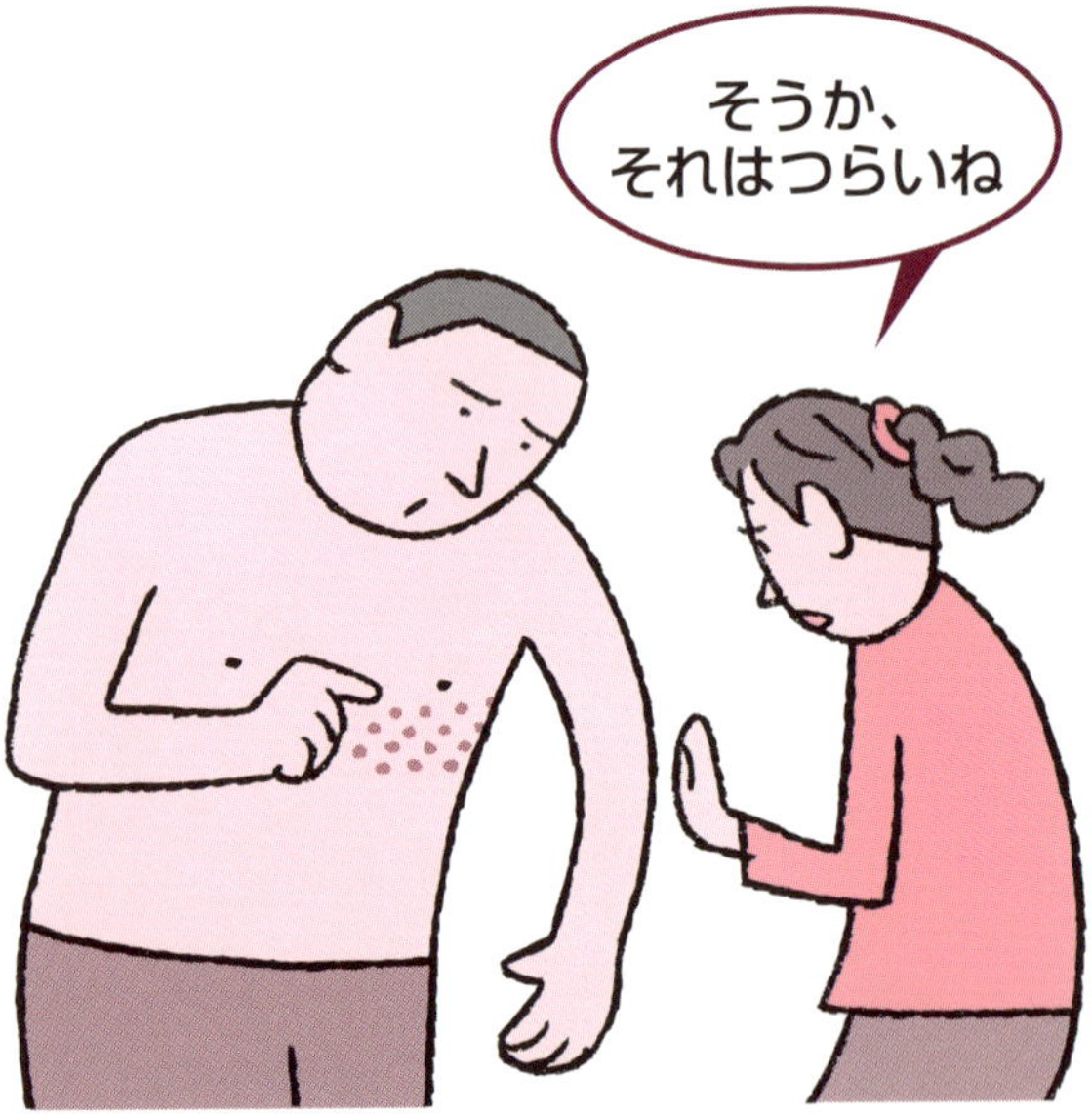

患者さんが痛みを訴えるときは、寄りそって話を聞く

健康ライブラリー イラスト版

帯《たい》状《じょう》疱《ほう》疹《しん》の痛《いた》みをとる本《ほん》

2016年3月25日 第1刷発行
2023年4月5日 第5刷発行

監 修	本田まりこ（ほんだ・まりこ）
発行者	鈴木章一
発行所	株式会社講談社 東京都文京区音羽二丁目12-21 郵便番号 112-8001 電話番号 編集 03-5395-3560 販売 03-5395-4415 業務 03-5395-3615
印刷所	凸版印刷株式会社
製本所	株式会社若林製本工場

N.D.C. 493 98p 21cm

KODANSHA

ISBN978-4-06-259801-9

■監修者プロフィール

本田 まりこ（ほんだ・まりこ）

まりこの皮フ科（神奈川県）院長、東京慈恵会医科大学皮膚科客員教授。1973年東京女子医科大学医学部卒業、東京慈恵会医科大学皮膚科入局。同大学院教授などをへて現職。

専門はアトピー性皮膚炎、ウイルス性皮膚疾患。著書に『新版 帯状疱疹・単純ヘルペスがわかる本』（法研）など。

■参考資料

浅野喜造編集『水痘・帯状疱疹のすべて』（メジカルビュー社）

伊藤和憲著『図解入門 よくわかる 痛み・鎮痛の基本としくみ』（秀和システム）

稲田英一責任編集、林田眞和／井関雅子編集『帯状疱疹 Up-to-Date ――帯状疱疹から PHN まで』（診断と治療社）

漆畑修著『痛みを残さない帯状疱疹 再発させない単純ヘルペス』（メディカルトリビューン）

大瀬戸清茂監修『ペインクリニック 診断・治療ガイド ―痛みからの解放とその応用―第５版』（日本医事新報社）

本田まりこ著『新版 帯状疱疹・単純ヘルペスがわかる本』（法研）

宮崎東洋著『帯状疱疹・帯状疱疹後神経痛』（保健同人社）

雑誌『日本皮膚科学会雑誌』第113巻第８号、第119巻第９号（日本皮膚科学会）

●編集協力 オフィス201 重信真奈美
●カバーデザイン 松本 桂
●カバーイラスト 長谷川貴子
●本文デザイン 勝木デザイン
●本文イラスト 千田和幸 渡部淳士

講談社　健康ライブラリー　イラスト版

アルツハイマー病のことがわかる本

順天堂大学医学部名誉教授／アルツクリニック東京院長
新井平伊　監修

「おかしい?」と思ったら、すぐに対策をとろう!
認知症の発症・進行を防ぐ、最新知識と暮らし方を徹底解説!

ISBN978-4-06-518326-7

認知症と見分けにくい「老年期うつ病」がよくわかる本

慶應義塾大学医学部精神・神経科学教室教授
三村　將　監修

もの忘れ=認知症とはかぎらない!　見逃されやすい
高齢者のうつ病。要注意サインから治療法までを解説。

ISBN978-4-06-259778-4

レビー小体型認知症がよくわかる本

横浜市立大学名誉教授
小阪憲司　監修

幻視に注意!　アルツハイマー型に続く第二の認知症。
病気の見極め方から治療法、介護のコツまで徹底解説。

ISBN978-4-06-259779-1

心不全がわかる本
命を守るためにできること

かわぐち心臓呼吸器病院副院長・循環器内科部長
佐藤直樹　監修

発症原因から最新治療、再発予防まで徹底解説。
心不全を正しく理解し、適切な治療で命を守る!

ISBN978-4-06-529574-8

不整脈・心房細動がわかる本
脈の乱れが気になる人へ

東京慈恵会医科大学循環器内科教授
山根禎一　監修

不整脈には、治療の必要がないものと、放っておくと脳梗塞や
心不全になるものがある。不整脈の治し方とつき合い方を徹底解説。

ISBN978-4-06-512942-5

脳卒中の再発を防ぐ本

杏林大学医学部教授・脳卒中センター長
平野照之　監修

発症後1年間は、とくに再発の危険が高い。
〝2度目〟を起こさないための治療や生活の注意点を徹底解説。

ISBN978-4-06-516835-6

講談社　こころライブラリー　イラスト版

うつ病の人の気持ちがわかる本

大野　裕、NPO法人コンボ　監修

病気の解説本ではなく、本人や家族の心の訴えを集めた本。
言葉にできない苦しさや悩みをわかってほしい。

ISBN978-4-06-278966-0

認知症の人のつらい気持ちがわかる本

川崎幸クリニック院長
杉山孝博　監修

「不安」「恐怖」「悲しみ」「焦り」の感情回路。症状が進む
につれて認知症の人の「思い」はどう変化していくのか?

ISBN978-4-06-278968-4